4/A3

DATE DUE			

PRINTED IN U.S.A.

D0952646

LOS ASESORES MÉDICOS
DE EDICIONES PREVENCIÓN

El doctor Héctor Balcázar, Ph.D.
Profesor adjunto de nutrición comunitaria y salud pública en el Departamento de Recursos Familiares y Desarrollo Humano, así como catedrático adjunto en el Centro Hispano de Investigación, ambos ubicados en la Universidad Estatal de Arizona en Tempe, Arizona.

La doctora Hannia Campos, Ph.D.
Profesora auxiliar de nutrición en la Escuela de Salud Pública de la Universidad Harvard en Boston, Massachusetts. Ella también es miembro del comité planificador de la Pirámide Dietética Latinoamericana y una profesora adjunta visitante del Instituto de Investigación de la Salud en la Universidad de Costa Rica.

El doctor en medicina Elmer Emilio Huerta
Director del Centro de Evaluación del Riesgo de Cáncer y Chequeo Médico (Cancer Risk Assessment and Screening Center) del Instituto de Cáncer de la ciudad de Washington, D.C. El Dr. Huerta también es el presentador del programa de radio *Cuidando Su Salud*, el cual es sindicado internacionalmente y tiene más de 10 millones de oyentes.

El doctor en medicina Hugo Muriel
Director médico del Centro de Cuidado Diabético y del Departamento de Endocrinología en el Centro Médico Masónico de Illinois en Chicago, Illinois. La revista *US News and World Report* (Noticias de los EE.UU. y Reportajes Mundiales) ha nombrado al departamento del Dr. Muriel como uno de los mejores en el país. Además, el Dr. Muriel es el fundador de Hispanocare, una red de médicos hispanos en Chicago, Illinois.

ÍNDICE

PRIMERA PARTE

LOS MEJORES MÉTODOS DE CURACIÓN NATURAL

SEGUNDA PARTE

REMEDIOS NATURALES
PARA 25 PROBLEMAS DE LA SALUD

ILUSTRACIONES Y RECURSOS

PRIMERA
PARTE

**LOS MEJORES MÉTODOS DE
CURACIÓN NATURAL**

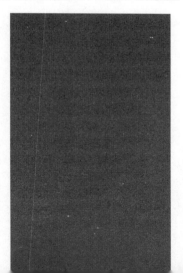

INTRODUCCIÓN

Remedios antiguos para el nuevo milenio

Desde los marcapasos hasta las píldoras anticonceptivas, desde trasplantes de riñón hasta corazones artificiales, los Estados Unidos de América tienen reputación internacional por efectuar progresos médicos. Pero aun cuando las técnicas médicas revolucionarias continúan sobresaliendo en las noticias, hay una revolución de salud más sutil que está ocurriendo en hogares a lo largo y ancho del país. Mientras la medicina convencional se vuelve aún más complicada y costosa, un número creciente de personas está "volviendo" a la curación natural —usando los métodos simples y tradicionales para prevenir las enfermedades y resolver los problemas comunes de la salud.

Considere:

- En 1990, se calcula que los estadounidenses hicieron aproximadamente 425 visitas a profesionales de medicina alternativa —más que las visitas que efectuaron a médicos de cuidado primario.

- En 1992, los Institutos Nacionales de Salud en Bethesda, Maryland, establecieron la Oficina de Medicina Alternativa, la cual dedica más de 12 millones de dólares al año a explorar técnicas no convencionales de curación tales como meditación, masaje, terapia de vitaminas y terapia de hierbas.

- En 1997, se calcula que los norteamericanos gastaron aproximadamente 1.7 mil millones y medio de dólares en remedios herbarios y homeopáticos.

Medidas cada vez más corrientes

¿Qué está pasando? ¿Qué es lo que homeópatas, nutricionistas y masajistas tienen para ofrecer a una sociedad que se jacta de tener la tecnología médica más avanzada del mundo? ¿Por qué la gente está llenando las tiendas de productos naturales, con sus lociones y pociones, y qué la mantiene regresando para comprar más?

"Ha habido un verdadero cambio en la forma en que la gente piensa acerca de su salud", dice el Dr. Andrew Weil, profesor de medicina alternativa en la Escuela de Medicina de la Universidad de Arizona, en Tucson, director fundador del Centro de Medicina Integral de esa universidad y promotor de la medicina natural y preventiva. "Al mismo tiempo, la gente se está dando cuenta de que la medicina convencional es cara y a veces peligrosa —y no siempre es efectiva."

Si bien el término "medicina alternativa" puede evocar algunas imágenes bastante exóticas, muchas de estas terapias son más familiares de lo que usted piensa. Si alguna vez se ha masajeado las sienes para aliviar un dolor de cabeza, o si se ha aplicado hielo en un tobillo torcido o si ha escuchado la radio para "desestresarse" durante un embotellamiento de tráfico, usted ya ha practicado algunas técnicas simples y naturales de curación.

La mayoría de nosotros sabemos que podemos complementar nuestras dietas con suplementos vitamínicos o que podemos tomar un jugo de ciruelas para evitar el estreñimiento. De lo que quizá no nos damos cuenta es que éstas son técnicas probadas y generalmente son más baratas, más seguras y mejores que los calmantes, los laxantes o los cócteles después del trabajo.

Hasta hace unos pocos años, los tés a base de hierbas, esos remedios viejos para todo, desde insomnio hasta náuseas, se vendían principalmente en las tiendas de productos naturales. Actualmente, usted verá una variedad enorme de estos al lado del chocolate y el café en su supermercado local. Y una compañía de cosméticos, Origins, usa en su línea de Terapia Sensoria aceites de aromaterapia, entre ellos hierbabuena, gaulteria, canela, regaliz y pachulí.

Hasta los médicos más ortodoxos han empezado a recomendar terapias naturales —sin fármacos— para tratar tanto enfermedades comunes como serias. Por ejemplo, la modificación de la dieta se ha convertido en un arma contra una gran cantidad de enfermedades que anteriormente se hubieran tratado principalmente con medicamentos de receta. "Sabemos que muchas afecciones están causadas por una dieta equivocada y que se pueden revertir con la dieta apropiada", dice el Dr. Neal Barnard, presidente de la Comisión de Médicos para Medicina Responsable en Washington, D.C. "Enfermedades del corazón, cáncer, problemas de peso, artritis, diabetes, presión arterial alta —todas estas afecciones se pueden tratar de alguna manera con alimentos."

La historia de las curas naturales

Aunque las terapias naturales se han descrito como la onda del futuro, son mucho más viejas que tratamientos occidentales como la cirugía y los antibióticos. Los expertos calculan que los remedios de hierbas han sido usados por aproximadamente 5,000 años. Los antiguos egipcios usaban aceites fragantes en lo que puede haber sido una versión original de la aromaterapia, y la homeopatía, una de las técnicas más nuevas, tiene más de 200 años.

En realidad, la homeopatía era tan popular como la alopatía, el tipo de medicina ejercida por los médicos convencionales a comienzos del siglo XIX, según el Dr. David Edelberg, internista y director médico del Centro Holístico Estadounidense en Chicago, uno de los centros de tratamiento alternativo más grandes de los Estados Unidos. Edelberg dice que "había docenas de colegios médicos 'eclécticos' en el siglo XIX, los cuales enseñaban un enfoque de la medicina que finalmente se convirtió en naturopatía", un tipo de medicina todavía ejercida hoy que usa varias técnicas alternativas, entre ellas homeopatía, acupuntura, masaje, hidroterapia, consejos sobre nutrición y terapias de hierbas y vitaminas.

No fue hasta principios del siglo XX, la edad de oro del desarrollo de los fármacos, que los estadounidenses adoptaron la actitud de que la buena salud se encuentra en el botiquín de los medicamentos. "La medicina tecnológica ha logrado algunos avances increíbles en la primera mitad del siglo", dice el Dr. Weil. Considerando los descubrimientos de salvación de vida como la penicilina y la vacuna de polio de Salk, parecía razonable suponer que los científicos desarrollarían algún día aún más medicinas "milagrosas" para eliminar el cáncer, las cardiopatías y otras enfermedades serias.

"Sin embargo, la gente no demoró mucho en darse cuenta de que la tecnología crea tantos problemas como resuelve", dice el Dr. Weil.

Un ejemplo es el uso generalizado de antibióticos, que ha dado lugar a una serie de bacterias que son altamente resistentes a la mayoría de las medicinas en el arsenal convencional, dice Sheila Quinn, gerente de la Asociación Estadounidense de Médicos Naturópatas, una organización con sede en Seattle que proporciona información sobre la medicina naturopática y derivaciones a médicos naturópatas. Si bien los antibióticos han salvado millones de vidas, no han resuelto en realidad problemas como la tuberculosis, que se está manifestando en formas nuevas que no responden a terapias convencionales, dice el Dr. Edelberg.

"Los naturópatas realmente están en algo", dice el Dr. Edelberg. Por ejemplo, en lugar de recetar un antibiótico para eliminar una infección, un médico naturópata puede recetar una combinación de remedios naturales para atacar la infección pero luego también tratará de determinar qué factores en la vida diaria del paciente —tales como estrés, mala nutrición o ejercicio inadecuado— lo hizo susceptible a la enfermedad en primer lugar. Los curadores naturales pueden usar una combinación de jugos, suplementos vitamínicos y de minerales, cambios en la dieta y otras terapias para fortalecer el sistema inmunológico, el cual es la defensa natural del cuerpo contra las infecciones. Y mientras el sistema inmunológico se vuelve más fuerte, se pueden usar hierbas contra bacterias y virus y preparaciones homeopáticas para combatir la infección.

Pueden hacer una buena combinación

Esto no quiere decir que los tratamientos alternativos deban ser un sustituto de la medicina convencional. La mayoría de los profesionales de medicina alternativa creen que el mejor cuidado involucra la consideración de todas las opciones, inclusive la medicina convencional.

Un área donde el tratamiento alternativo es particularmente útil es en el manejo del estrés, que ha sido implicado en una gama extensa de afecciones, desde alergias y problemas de la piel hasta trastornos gastrointestinales y enfermedades cardíacas. La meditación y el relajamiento y las terapias de tacto, tales como masaje, ofrecen técnicas simples y prácticas para mantener el estrés bajo control.

En el Reino Unido, donde las técnicas naturales son más conocidas y más extensamente usadas que en los Estados Unidos, se llaman terapias complementarias, un término que parece gustarle tanto a los médicos convencionales como a los profesionales de medicina alternativa. "En cierto sentido, este nombre es mejor", dice el Dr. Edelberg. "Ilustra el lugar apropiado de estas terapias: lado a lado con tratamientos médicos convencionales."

Y mientras algunos en la comunidad médica han sido lentos en aceptar tratamientos no convencionales, hay señales de que estas actitudes están cambiando. "Los médicos son intelectualmente curiosos", dice el Dr. Edelberg. "Hemos tenido doctores en medicina que llaman y nos visitan desde todo el país, y muchos han querido rotar aquí para pasar unos días hablando con los profesionales."

Esta disposición a considerar terapias alternativas también está empezando a extenderse en la industria del seguro de salud. Algunos proveedores grandes han empezado a experimentar con la cobertura de tratamientos alternativos. Un programa piloto en la compañía de seguros Mutual of Omaha, por ejemplo, cubre el programa de rehabilitación cardíaca del Dr.

Dean Ornish, y Blue Cross of Washington, otra compañía de seguros, tiene una póliza que cubre naturopatía y homeopatía.

Pero ninguna compañía de seguros ha hecho un compromiso tan grande con la curación natural como lo ha hecho la American Western Life Insurance Company en Foster City, California. El plan Wellness (Bienestar) de la compañía cubre tratamientos naturopáticos, entre ellos homeopatía, consejos sobre nutrición, masaje y fisioterapia.

"Estábamos buscando un mecanismo de contención de costos, no una nueva filosofía", dice Lisa WolfKlain, vicepresidente de American Western y supervisora del plan Wellness. Pero en la búsqueda de formas para cortar los costos de cuidado de salud, American Western descubrió la naturopatía. Actualmente, la compañía mantiene una "Línea de Wellness" en forma permanente, con médicos naturópatas entrenados para contestar preguntas de los clientes sobre el cuidado de la salud.

Las primas para el plan Wellness son aproximadamente un 20 por ciento más bajas que las de los planes tradicionales de la compañía, dice WolfKlain, "porque nosotros creemos firmemente que si la gente se cuida, y si toma medidas preventivas, esto nos va a ahorrar mucho dinero a largo plazo".

Aunque el plan de Wellness tiene más de 2,000 subscriptores, se ofrece solamente en cinco estados del oeste. Para obtener más información en cobertura para tratamientos alternativos, póngase en contacto con su compañía de seguro.

Regresar a la naturaleza

El interés por la curación natural se ha ido incrementando desde los años 60, dice el Dr. Edelberg. "Fue una combinación del tenor rebelde de los años 60 y la visita del presidente Nixon a China en 1974, que llevó a una flexibilización de las leyes inmigratorias para gente procedente del oriente", dice el Dr. Edelberg. "En este país, había un grupo de gente joven curiosa y receptiva que ya estaba interesada en una vida natural. Repentinamente, había miles de asiáticos inmigrando con su propia cultura y sus antecedentes médicos. Los estadounidenses estaban muy interesados, particularmente en California."

Pero aunque el movimiento de regreso a la naturaleza haya empezado como un fenómeno de la costa oeste, personas en todo el país están explorando las terapias naturales en números crecientes, dice Gene BeHage, vicepresidente de mercadeo de GNC (Centro de Nutrición General), una cadena nacional de tiendas de productos de salud. GNC es el minorista más grande en el país especializado en hierbas, comidas naturales y suplementos de vitaminas y minerales.

CÓMO USAR ESTE LIBRO

El libro que tiene en sus manos es una medicina natural potente —una colección concentrada de cientos de recursos para que pueda sentirse mejor. Y como cualquier medicina potente, usted necesita algunas instrucciones simples sobre cómo "tomarla" para que sea más efectiva.

Obviamente, cuando use este libro, usted probablemente mirará primero a la Segunda Parte, "Remedios naturales para 25 problemas de la salud", para encontrar un tratamiento para el problema de salud que lo está molestando (o que está molestando a uno de sus seres queridos).

Puede usar cualquiera de esos remedios ahora mismo, por supuesto. Pero notará que casi todos los remedios individuales lo refieren a un capítulo en la Primera Parte de este libro, "Los mejores métodos de curación natural". Por lo tanto, si ha decidido probar jugos para un problema de salud, quizá le convendría leer primero el capítulo sobre ellos. Si ha decidido probar un remedio homeopático, posiblemente le convendría leer primero el capítulo de homeopatía, y hacer lo mismo para los demás métodos. No tiene que leer estos capítulos primero —en realidad, no los tiene que leer nunca si no quiere. Sin embargo, si los lee, va a estar más informado (y probablemente tendrá más éxito) al usar los remedios naturales que se recomiendan.

Además, algunos de los remedios en la Segunda Parte le puede pedir que se dirija a una ilustración. Para su mayor conveniencia, hemos reunido estas ilustraciones en una sección al final del libro.

Finalmente, puede que algunos de los remedios que el libro recomiende no estén disponibles en su área y tenga que pedirlos por correo. Para hacer esto, usted debe de consultar la lista de tiendas en la página 173. Y si no conoce una hierba o suplemento, consulte el glosario en la página 169.

Hace diez años, la compañía, con sede en Pittsburgh, tenia nada más que 800 tiendas, pero ha crecido rápidamente y actualmente hay más de 1,900 tiendas de GNC en todo el país.

Medicina natural para los tiempos modernos

¿Por qué este surgimiento de interés reciente? El aumento en los costos de salud puede ser un factor, dice BeHage. "La gente está tomando más control de sus destinos en lo que se refiere a su salud", dice.

"Lo tienen que hacer, porque con el costo actual de la asistencia médica, no pueden darse el lujo de no hacerlo."

Al mismo tiempo, más y más estadounidenses han sido afectados por nuevas enfermedades degenerativas crónicas tales como SIDA y síndrome de fatiga crónica, que son afecciones que la medicina occidental no puede curar. "La medicina convencional no tiene mucho éxito en tratar las enfermedades crónicas, que definitivamente están en alza", advierte el Dr. Edelberg. En muchos casos, los medicamentos no pueden ayudar a muchos pacientes con fatiga crónica, artritis o síndrome de intestino irritable, dice él. Si es que dan resultado, afirma el Dr. Edelberg, las medicinas para estas enfermedades crónicas causan efectos secundarios tan severos que la gente abandona el tratamiento completamente.

"Los médicos convencionales generalmente le dicen a sus pacientes que aprendan a vivir con estos problemas, pero para una mujer de 32 años de edad con intestino irritable que no quiere vivir con diarrea y dolor de estómago por el resto de su vida, eso simplemente no es aceptable", dice el Dr. Edelberg. "Las personas están dispuestas a probar tratamientos no convencionales porque quieren mejorarse."

Muchos pacientes están también atraídos por el énfasis alternativo de estos profesionales en el tratamiento de la persona entera —mente, cuerpo y espíritu. Los médicos holísticos tal como el Dr. Edelberg usan terapia intensiva para ayudar a los pacientes descubrir los aspectos de sus vidas cotidianas, como estrés en el trabajo, problemas matrimoniales, dieta o hábitos de dormir, que pueden estar causando sus síntomas.

Tome su salud en sus manos

Finalmente, sea que estén cambiando sus dietas o relajándose con meditación, los pacientes que optan por el enfoque natural dicen que se sienten más en control de su salud.

Ésta es una de las metas principales de la curación natural, dice WolfKlain. "La idea es romper el ciclo de dependencia, poner a la gente bien y mantener a todos fuera del consultorio del médico cuando no es necesario. Mucha gente va al médico con una mentalidad de víctima: 'Aquí estoy, soy un cuerpo, hágase cargo y cuídeme'. En cambio, nosotros queremos que ellos pregunten cómo ellos mismos pueden hacerse cargo y cuidarse."

Los profesionales de métodos alternativos admiten que este enfoque no es para todos. "Hay mucha gente que piensa 'Yo no quiero cambiar mi vida. No quiero oír que mi trabajo me está provocando un ataque al corazón. Simplemente deme una pastilla'. Nosotros mandamos estos pacientes de vuelta a médicos convencionales, quienes probablemente harán eso", dice el Dr. Edelberg.

"Cambiar la conducta es difícil", dice Quinn. "Los profesionales de medicina alternativa son mejores en ayudar a la gente a cambiar su conducta porque eso es lo que su entrenamiento enfatiza y porque invierten más tiempo en conocer al paciente —cuerpo, mente y alma."

ALIMENTOS

Comidas que pueden curar

Hay un refrán que dice, "Por la boca muere el pez". Desafortunadamente, el pez no es el único que hace esto. Según las estadísticas, cuatro de los diez principales causantes de muerte —enfermedad del corazón, cáncer, derrame cerebral y diabetes— están vinculados a lo que comemos. Además, se está implicando la dieta cada vez más como la causa o como un factor contribuyente de otras dolencias, desde acné y artritis hasta síndrome premenstrual y sobrepeso.

"El aspecto realmente trágico de esto es que estábamos tan ocupados aprendiendo todas esas cosas de 'médicos' en la escuela de medicina que considerábamos que la nutrición era un tema aburrido", dice el Dr. Michael A. Klaper, especialista en medicina nutritiva en Pompano Beach, Florida, y director del Instituto de Educación e Investigación de la Nutrición, una organización con sede en Manhattan Beach, California, que enseña a los médicos sobre la nutrición y su relación con distintas enfermedades. "Pero después de que empezamos a ejercer la medicina, nos pasamos la mayor parte del día tratando a personas con enfermedades que tienen grandes componentes nutritivos que han sido esencialmente ignorados por mucho tiempo. Frecuentemente recibo llamadas de médicos de todo el país diciendo que sus pacientes hacen preguntas sobre la nutrición y su papel en la afección que están padeciendo y no saben qué decirles."

Pues, ahora resulta que la gente, después de tantos años de contar con la medicina "moderna" de medicamentos y cirugía, se está dando cuenta de algo conocido desde que el mundo es mundo: los alimentos son una medicina fuerte.

Problemas por el progreso

Descubrimientos arqueológicos en la Mesopotamia, que se cree tienen 5,000 años, mostraron que los antiguos sumerios, asirios, acadios y babilonios usaban comidas, hierbas y especias como medicina. Los antiguos egipcios trataban el asma con higos, uvas, y hasta cerveza. Además, ellos recomendaban el ajo como una cura para infecciones y otras enfermedades —una costumbre que continuamos hoy en día. El apio se ha usado desde el año 200 a.C. en la medicina folklórica asiática para bajar la presión arterial.

Y en los Estados Unidos, hasta el siglo XX, el uso de alimentos con fines medicinales era común. Antes de eso, este país consistía principalmente de granjas pequeñas. "La gente comía en gran parte lo que cultivaba", dice el Dr. Klaper, y lo que cultivaba eran frutas, verduras y granos —alimentos integrales altos en elementos nutritivos y fibra y bajos en grasa. Y a causa de no tener los antibióticos y las otras medicinas de hoy, sus jardines también hacían de botiquines de medicamentos y sus cocinas actuaban como farmacias.

Pero luego llegó la revolución industrial y, con ella, una nueva manera de comer y una nueva actitud hacia la comida. "Cuando Henry Ford empezó a producir tractores a motor en su cadena de montaje en 1905, la dieta estadounidense empezó a cambiar —y como consecuencia también la salud de los estadounidenses", dice el Dr. Klaper. "De repente, el granjero que hacía tres acres al día detrás de un equipo de caballos podía arar 50 acres con un tractor. Las llanuras brotaron con montañas de maíz, sorgo y avena para alimentar millones de vacas, puercos y gallinas, y entonces la carne se convirtió en un producto básico y suficiente en la dieta en lugar de un plato para ocasiones especiales."

La dieta estadounidense pasó de ser baja en grasa, rica en fibras y basada en plantas a ser una dieta centrada en torno a recursos animales altos en grasa y bajos en fibras. "Esto contribuyó a muchas de las enfermedades que estamos viendo ahora, tales como la cardiopatía y el cáncer", agrega el Dr. Klaper. "La gente muy rara vez tenía cáncer en aquel tiempo. La enfermedad cardíaca es una enfermedad del siglo XX; el primer ataque al corazón se describió en el *Journal of the American Medical Association* (Revista de la Asociación Estadounidense de Medicina) en 1908. En realidad, si usted busca en un libro de medicina de alrededor de 1860, no encontrará nada acerca de arteriosclerosis coronaria (endurecimiento de las arterias). Si la afección existía, era rara y generalmente no reconocida. Ahora es una de las afecciones más comunes."

Hacia finales de la Segunda Guerra Mundial, las fábricas y plantas procesadoras habían reemplazado las granjas familiares y la prosperidad de posguerra encontró nuevos héroes de curación. "La gente empezó a depender de las llamadas medicamentos milagrosos, tales como los antibióticos, y prestó menos atención a los alimentos como medicina", dice el farmacéutico titulado Earl Mindell, R.Ph., Ph.D., profesor de nutrición en la Universidad Pacific Western en Los Ángeles. "Al mismo tiempo, a medida que la televisión se volvió más popular y se introdujo en los hogares de más gente, los alimentos dejaron de ser integrales y nutritivos y empezaron a ser procesados y refinados y carentes de los necesarios elementos de nutrición. La gente empezó pronto a comer estas comidas de preparación rápida frente a sus televisores."

Ya para la década de los años 50, la comida ya no se veía como un agente curativo, sino como un combustible para el cuerpo. Los restaurantes de comida rápida y hamburguesas se extendieron por todas partes, y le gente empezó a verlos como si fueran gasolineras alimenticias, donde podían "llenarse" rápidamente y seguir andando. Así se acostumbraron a "llenarse el tanque" de comida densamente procesada y alta en grasa. Además, según el Dr. Mindell, en aquel tiempo los médicos no ponían mucho énfasis en orientar a sus pacientes sobre la nutrición adecuada. "Cuando los pacientes preguntaban a los médicos acerca de la nutrición o las vitaminas, los médicos no le daban mucha importancia a ese tema, diciéndoles 'mientras usted esté comiendo una dieta bien balanceada no tiene por qué preocuparse'", dice él.

Preocupaciones por los platillos

Estaban equivocados. Había mucho por qué preocuparse, tal como estamos aprendiendo hoy en día. La dieta de este país es el más grande contribuyente a la enfermedad cardíaca, la causa principal de muerte en los Estados Unidos, de acuerdo con el Dr. Basil Rifkind del Instituto Nacional de Corazón, Pulmón y Sangre en Bethesda, Maryland. Y se calcula que la dieta juega un papel crucial en aproximadamente el 30 por ciento de los casos de cáncer. Más y más, los investigadores están aprendiendo cómo la forma en que comemos puede influenciar nuestra salud física y emocional, y que la dieta juega un papel principal en muchas enfermedades más —todo desde la artritis hasta las arrugas en la piel.

"Cuando usted se sienta a comer, tres veces al día usted se está dosificando con cantidades inmensas de cosas que determinarán lo que circulará por sus arterias y sus venas durante el resto del día", dice el Dr. Neal Barnard, presidente de la Comisión de Médicos para Medicina Responsable en Washington, D.C. "La mayoría de las personas no piensan en los alimentos como medicina, pero en realidad la comida es la medicina más grande a la que estamos expuestos."

Y desgraciadamente, la mayor parte de tal "medicina" está un poco "enferma". La mayoría de los alimentos en la dieta estadounidense ya no son integrales, término usado para describir un alimento en su forma más natural y sin adulteración, libre de procesamiento, preservativos y aditivos. Hasta las verduras y las frutas más frescas, claramente los alimentos más nutritivos de la dieta estadounidense, son objetos de sospecha: solamente el 1 por ciento de la producción de alimentos de los Estados Unidos es orgánica, cultivada sin el uso de pesticidas causantes de cáncer y otros productos químicos peligrosos.

Cuando los alimentos se procesan o se refinan, pierden su fuerza nutritiva. Hay menos vitaminas y fibra y más grasa y más azúcar, dice el Dr. Elson Haas, director del Centro de Medicina Preventiva de Marín, en San Rafael, California. Y eso trae problemas.

"La razón por la cual muchos de nosotros nos enfermamos y permanecemos enfermos es por el desequilibrio nutritivo", dice Haas. "Y cuando usted piensa en el desequilibrio nutritivo, hay dos problemas principales: congestión (demasiadas comidas no apropiadas que entran en nuestro sistema y luego no se procesan ni se eliminan apropiadamente) y deficiencia, que viene de no obtener suficientes vitaminas, minerales, aminoácidos y ácidos esenciales grasos. Estos dos problemas interfieren con la capacidad del cuerpo para realizar las funciones que tiene que realizar, por tanto padecemos de resfriados (catarros), sequedad en la piel, pérdida del cabello y fatiga."

Quizás aún más significativo es el peligro posible de muchos aditivos comunes de los alimentos. *Aspartame*, el edulcorante artificial que se vende bajo las marcas *NutraSweet* y *Equal*, puede causar dolores de cabeza y migrañas, sarpullidos, zumbidos en el oído, depresión, insomnio y pérdida de motricidad, de acuerdo a un estudio de la Dirección de Alimentación y Fármacos. Los nitratos y nitritos, usados como preservativos en carnes y pescados, forman compuestos cancerígenos. Otros aditivos comunes, tales como el glutamato de monosodio (*monosodium glutamate*), hidroxinasol butilada (*butylated hydroxyanisole*) y aceite vegetal bromatizado, pueden crear también muchos problemas más allá de la dificultad de pronunciarles los nombres; estos se han vinculado a las palpitaciones cardíacas, náuseas, dolores de cabeza y daños al sistema nervioso.

"Pocos minutos después de que usted ha comido, las moléculas de esos alimentos están en cada célula de su cuerpo", dice el Dr. Klaper. "Allí producen cambios en cada nivel, desde cambios de pH en la sangre hasta cambios de membrana en los músculos y las células nerviosas."

¿Qué pasa con la grasa?

Incluso los alimentos sin aditivos pueden causar problemas si tienen altos contenidos de grasa, como muchos de los que forman parte de la típica dieta estadounidense. La mayoría de nosotros tenemos dietas que contienen aproximadamente un 40 por ciento de grasa. Idealmente, dicen los expertos, la grasa debería representar alrededor del 25 por ciento del total de calorías diarias.

"Alrededor de cada célula hay una membrana que contiene un pequeño 'sobre' de grasa; éste es necesario para que las células puedan comunicarse entre sí", dice el Dr. Klaper. "Una forma en que estas células se comunican es con tirarse unas a otras pequeños pedazos de estas membranas." Entonces, cuando usted sufre una infección o un virus, o incluso tiene una astillita en el dedo, su cuerpo puede usar la reacción inflamatoria y luego apagarla (cuando se quita la astilla, por ejemplo) debido a esa comunicación entre las células a través de las membranas.

Si este pequeño sobre de grasa se vuelve un sobre grande, como sucede con muchas personas, la comunicación entre las células se vuelve turbia. "La grasa actúa como un impermeable aceitoso en las células, especialmente en las células inmunes que ayudan a combatir enfermedades y otros invasores", agrega el Dr. Barnard. "No les permite a las células funcionar bien."

Bien, pues tan sólo tenemos que eliminar esa grasa, ¿no? Pero el problema es que no siempre es fácil detectar la grasa peligrosa en su dieta. "Todo lo que la gente ve son esas letras: G–R–A–S–A. Pero la verdad es que no todas las grasas son iguales", dice el Dr. Klaper. "Hay una gran diferencia entre la grasa de la carne de res y el aceite de semilla de lino: una puede obstruir sus arterias, y el otro tiene el efecto opuesto y puede ayudar a bajar el colesterol. Todas las personas necesitan aproximadamente 30 gramos de grasa al día para construir nuevas células y nervios así como para otras funciones, inclusive la de ayudar a curar ciertos problemas de salud. Dado todo esto, uno debe asegurarse de consumir la grasa apropiada."

Curando al centro primero

Algunos dicen que el centro de su potencial curativo está en el centro de su cuerpo —literalmente. "La mayoría de la gente no es consciente de cuán importante es la salud intestinal para la salud en general", dice el Dr. Haas.

Literalmente docenas de problemas de salud, hasta algunos inesperados como cambios de ánimo, acné y sarpullidos, pueden surgir a causa de problemas formados en el intestino: la producción excesiva de bacterias, congestión en los intestinos y otras afecciones causadas por comer alimentos que no son buenos, según el Dr. Haas. Y a la inversa, se pueden tratar con cambios simples en la dieta.

El Dr. Haas recomienda lo que él llama la dieta de la desintoxicación (vea "Cómo desintoxicarse" en la página 18), un plan de comida de tres semanas que él dice purifica el cuerpo y lo ayuda a deshacerse de problemas congestivos. A diferencia de un ayuno, que evita los alimentos sólidos, el plan del Dr. Haas incluye muchos sólidos: verduras cocidas, granos integrales, frutas frescas y, después del período inicial de tres semanas, legumbres, nueces y otros alimentos integrales. "Es un plan de transición para ayudar al cuerpo a deshacerse de las toxinas y volver a equilibrar los hongos anormales, bacterias y parásitos que causan enfermedades. Ayuda a que el cuerpo se cure a sí mismo", dice el Dr. Haas. "La eliminación apropiada de estas toxinas es esencial para la salud intestinal y general."

Otra ventaja de este tipo de dieta es que es rica en fibras, una parte esencial para curarse con alimentos. "Los alimentos ricos en fibras lo llenan, y entonces usted come menos", dice Rosemary Newman, R.D., Ph.D., dietista y profesora de alimentos y nutrición en la Universidad de Montana en Bozeman que ha estudiado la fibra y su relación con el colesterol desde el comienzo de los años 80.

Eso es importante, porque muchos de los problemas de salud que nos afectan son el resultado del sobrepeso, un problema que afecta a más de 47 millones de adultos estadounidenses. Pero quizás aún más significante, dice la Dra. Newman, es que la fibra ayuda a prevenir la absorción de grasa y colesterol desde el sistema intestinal.

Hay dos tipos de fibra, y se encuentran en varios grados en diferentes alimentos. La fibra soluble es abundante en frijoles (habichuelas), frutas y granos tales como avena, cebada y centeno. La fibra insoluble se encuentra en verduras, cereales y granos tales como el trigo. La fibra soluble forma un material parecido al gel que impide a la grasa dietética y al colesterol llegar a la pared interior de los intestinos, donde son absorbidos por el cuerpo, dice la Dra. Newman. Pues, si está comiendo algo super alto en grasa como un bistec, asegúrese de incluir con él un alimento de fibra soluble, como por ejemplo frijoles.

"Mi creencia es que deberíamos consumir la mayoría de nuestra fibra dietética junta con la comida más alta en grasa del día para hacerla trabajar más efectivamente", agrega. "Ya que la fibra soluble inhibe la absorción de la grasa dietética, tiene sentido que vaya a ser más efectiva cuando estamos ingiriendo la mayoría de esa grasa dietética."

Mientras tanto, la fibra insoluble que se encuentra en la mayoría de las verduras no se convierte en un material parecido al gel, entonces es menos efectiva para prevenir que la grasa sea absorbida. Pero aun así proporciona un beneficio muy importante —nos mantiene haciendo de vientre con regularidad, de manera que los alimentos y las toxinas pasen por nuestros intestinos más rápidamente.

"Una vez más, esto impide la congestión, una de las dos razones del desequilibrio nutritivo que causa tantos problemas de salud", dice el Dr. Haas.

Mejórese masticando

Una vez que reduzca la grasa en su dieta y aumente su ingestión de fibras, usted reduce su riesgo de desarrollar ciertas enfermedades —y también ayuda a la capacidad de su cuerpo de recuperarse. "Ha sido bien establecido que una dieta apropiada puede dar protección contra ciertas enfermedades tales como cáncer, cardiopatía, hipertensión (presión alta), artritis, diabetes y problemas asociados con la obesidad", dice el Dr. Barnard. "Pero estas afecciones también se pueden tratar con alimentos —a través de una dieta baja en grasa."

Probablemente la más ampliamente estudiada sea la enfermedad cardiovascular, que mata a dos de cada cinco estadounidenses, de acuerdo a las estadísticas de la Asociación del Corazón de los Estados Unidos. Ha habido cerca de una docena de estudios médicos principales que muestran que usted puede en realidad revertir la placa en las arterias —causa principal de ataques cardíacos— si adopta una dieta con un bajo contenido de grasa saturada, dice el Dr. Neil Stone, profesor adjunto de medicina en la Escuela de Medicina de la Universidad Northwestern en Chicago y presidente del Comité de Nutrición de la Asociación del Corazón de los Estados Unidos.

En realidad, él advierte que en algunos casos una dieta con poca grasa por sí sola puede ser tan efectiva en reducir el riesgo de ataques cardíacos como seguir dicha dieta en combinación con medicina para bajar el colesterol.

Las carnes, los productos lácteos enteros, los huevos y las meriendas (botanas, refrigerios) como las papas fritas, las galletas y las galletitas, son las fuentes más grandes de grasa saturada en la dieta estadounidense.

"Con una dieta de bajo contenido de grasas, especialmente una que no tenga fuentes de alimentos de animal ni esas comidas rápidas procesadas, usted verá todo tipo de cambios positivos", dice el Dr. Klaper. "Las articulaciones frecuentemente dejan de doler. El asma generalmente mejora. La psoriasis puede también mejorar mucho o desaparecer. Usted empieza a darse cuenta de que hay un grupo grande de enfermedades con un componente inflamatorio que se mejora con dieta."

"En los últimos años, ha habido investigaciones que han descubierto que la artritis se puede tratar con dieta. Cuando los pacientes siguen una

CÓMO DESINTOXICARSE

La forma de curar muchos problemas de salud es con una dieta desintoxicante que limpie el cuerpo y restablezca el equilibrio nutritivo necesario para una salud óptima, dice el Dr. Elson Haas, director del Centro de Medicina Preventiva de Marín, en San Rafael, California. Su dieta se debe seguir durante solamente tres semanas —no es lo suficientemente balanceada desde el punto de vista nutritivo para períodos más largos. No deben seguir esta dieta mujeres embarazadas o personas que sufran algún problema de deficiencia marcado por fatiga, enfriamiento o debilidad del corazón. Esta es la dieta de desintoxicación.

Desayuno. Inmediatamente después de levantarse, tome dos vasos de agua, uno de ellos con jugo de medio limón. También coma una o dos porciones de fruta fresca —manzanas, peras, plátanos amarillos (guineos), uvas o frutas cítricas tales como naranjas o toronjas (pomelos).

Entre 15 y 30 minutos después, aproximadamente, tome una o dos tazas de avena cocida, arroz moreno, millo (mijo), amaranto o alforjón (trigo sarraceno) sin tostar. Para darle más sabor, puede agregar dos cucharadas de jugo de fruta, o usar la mantequilla descrita abajo.

Mejore su mantequilla. Revuelva ½ taza (240 ml) de aceite de *canola* (busque uno con una etiqueta que dice "*cold pressed*" o comprimido en frío) en un plato con ½ libra (1.1 kg) de manteca, derretida o por lo menos

---

dieta vegetariana de poco contenido de grasas y se alejan de los productos lácteos, en muchos casos su artritis entra en remisión completa", dice el Dr. Barnard. "Y aunque nosotros siempre hemos usado la dieta como tratamiento para la diabetes de Tipo II (no dependiente de insulina), pareciera que la diabetes de Tipo I (dependiente de insulina) es causada por lo menos en parte por la exposición a proteínas lácteas durante la infancia."

Unos micronutrientes potentes

Esto no quiere decir que usted debe convertirse en un vegetariano total para prevenir y tratar enfermedades (aunque muchos ciertamente lo

suavizada, y refrigere. Use aproximadamente una cucharadita por comida para condimentar, y no exceda las tres cucharaditas al día.

Almuerzo. Cómase un tazón lleno (hasta cuatro tazas) de verduras cocidas al vapor —papas, batatas dulces (camotes, *sweet potatoes*), habichuelas verdes (ejotes, *green beans*), brócoli, col rizada, coliflor, zanahorias, remolachas (betabeles), espárragos, repollo (col) y otros. Use una variedad, con inclusión de tallos, raíces y hojas. También se puede usar la mantequilla "mejorada" ya descrita. Luego refrigere el agua de las verduras para usarla más tarde.

Dentro de dos horas, beba lentamente una o dos tazas del agua de las verduras cocidas y mezcle cada bocado con saliva. Puede agregar un poco de sal o *kelp* para mejorar el sabor.

Cena. Lo mismo que el almuerzo, con una variedad de verduras.

Después de la cena. Ninguna comida, pero puede beber tés de hierbas sin cafeína tales como menta (hierbabuena), manzanilla o mezclas.

A lo largo del día puede satisfacer el hambre si bebe bastante agua y come zanahorias o apio. Si se siente muy cansado o si el hambre persiste, entonces puede agregar hasta 4 onzas (113 g) de proteínas, por ejemplo pescado, pollo orgánico, lentejas, garbanzos o frijoles negros. Lo óptimo sería comer esto por la tarde, entre las 3:00 y las 4:00 de la tarde.

recomiendan). Pero la mayoría de los expertos recomiendan que usted coma más como uno de ellos. El Instituto Nacional de Cáncer en Rockville, Maryland, ha invertido aproximadamente un millón de dólares al año en campañas públicas destinadas a que la gente coma más frutas y verduras.

¿Por qué? Porque la mayoría de estos alimentos de plantas —frutas, verduras y legumbres— son densamente nutritivos, lo cual significa que son extremadamente bajos de grasas y ricos en fibras y nutrientes claves para ayudar a protegerse de enfermedades y tratarlas. Además, las frutas y las verduras ofrecen una recompensa nutritiva adicional.

"Aunque usted podría obtener los elementos nutritivos que necesita de los suplementos vitamínicos, la ventaja de obtenerlos de las frutas y verduras es que usted también obtiene otros micronutrientes que no puede obtener en una pastilla —oligominerales y otros compuestos que se cree juegan un papel clave en la protección contra ciertas enfermedades y posiblemente hasta ayuden a curarlas", dice Barbara Klein, Ph.D., profesora de alimentos y nutrición en la Universidad de Illinois en Urbana-Champaign.

Entre estos compuestos están los fitoquímicos, sustancias químicas naturales que se encuentran en todas las plantas —pero no en la mayoría de los suplementos vitamínicos— que pueden proteger a las plantas de cosas que les causan estrés, tales como la luz del sol, las enfermedades y el riesgo de ser comidas por los animales. Los investigadores piensan que la protección que ofrecen no está limitada a las plantas.

"Recién nos estamos asomando al conocimiento de los fitoquímicos, pero lo que estamos aprendiendo es fascinante", según la Dra. Klein, donde hay continuos estudios de fitoquímicos en productos de soya. "Parece que estos micronutrientes pueden ser el secreto verdadero para mantenerse sano."

La mayoría de los estudios indican que estos fitoquímicos protegen contra una variedad de tipos de cáncer, particularmente aquellos que afectan los órganos del cuerpo, entre ellos pulmones, vejiga, cérvix, colon, estómago, recto, laringe y páncreas, dice Herbert F. Pierson, Ph.D., vicepresidente de investigación y desarrollo de Consultores de Nutrición Preventiva en Woodenville, Washington. Investigadores en la Escuela de Medicina de la Universidad Johns Hopkins en Baltimore ya han llegado a la conclusión de que un fitoquímico encontrado en brócoli, el sulforafane, aparentemente ayuda a proteger contra el cáncer de mama en estudios con animales. Y otro equipo de investigación descubrió que los animales expuestos a tabaco cancerígeno son 50 por ciento menos propensos a desarrollar cáncer de pulmón cuando se alimentan con una dieta rica en berro, en comparación con aquellos que no comieron esta verdura.

Estos fitoquímicos detienen el cáncer de distintas formas. Coma un pedazo de naranja o algunas fresas y usted consumirá flavonoides, que impiden que las hormonas cancerígenas se adhieran a las células, dice el Dr. Pierson. Coma pimiento verde (ají, chile) o piña (ananá) y usted consumirá ácidos *p-courmaric* y clorogénico, sustancias que impiden la formación de células cancerosas. Coma una rebanada de tomate (jitomate), y recibirá cientos de diferentes fitoquímicos, la mayoría de los cuales parecen jugar algún papel en la detención de tumores antes de que se formen. Para reducir aún más el riesgo de cáncer causado por oxidación, los expertos recomiendan lavar bien y hasta pelar todas las frutas y verduras antes de comerlas para evitar la ingestión de pesticidas rociados.

El comer bien y la inmunidad

Otro bono ofrecido por las frutas y verduras: están entre las mejores fuentes de elementos nutritivos necesarios para un sistema inmunológico fuerte. Este sistema es nuestra defensa contra las enfermedades y ayuda a nuestro cuerpo a prevenir y combatir los resfriados (catarros) y otros virus, más las infecciones e inclusive enfermedades como el cáncer.

"Cuando uno de mis pacientes viene con neumonía, yo le puedo dar antibióticos", dice el Dr. Klaper. "Pero después digo '¿Por qué contrajo neumonía? ¿Qué está haciendo con su sistema inmunológico?' La gente sana no contrae neumonía. Los problemas de inmunidad están frecuentemente relacionados con la manera en que alguien se alimenta."

Es por esto que una buena dieta se vuelve aún más importante con la edad, ya que la inmunidad naturalmente tiende a debilitarse con el paso del tiempo. A los 50 y 60 años, sus células combatientes de infecciones no funcionan tan bien y lo ponen a usted en mayor riesgo de infección y cáncer, dice Ronald Watson, Ph.D., profesor investigador y especialista en nutrición e inmunología en la Escuela de Medicina de la Universidad de Arizona en Tucson.

Pero si usted se alimenta bien, su sistema inmunológico se mantiene fuerte sin importar la edad. Y para la mayoría de los expertos, eso significa que todos debemos tener una dieta rica en los llamados nutritivos antioxidantes, las vitaminas y minerales que nos ayudan a protegernos del daño causado por la oxidación.

Cuando una manzana fresca que ha sido picada a la mitad, se vuelve marrón. Eso es oxidación, el proceso de deterioro que ocurre como consecuencia de la exposición al oxígeno. Nuestros cuerpos necesitan oxígeno para mantenerse vivos, pero demasiado oxígeno causa un daño severo a las células. Y en la sociedad de hoy, donde el aire que respiramos también contiene humo de cigarrillos, gases de escape de automóviles, radiaciones de fondo y otros agentes contaminadores peligrosos, y el agua que bebemos tiene cloro oxidante, la oxidación lleva al envejecimiento prematuro y debilita la inmunidad. Se piensa que las arrugas, las cataratas, la artritis y otras enfermedades, inclusive el cáncer y las enfermedades del corazón, son todas causadas en parte como resultado de este proceso de oxidación.

SENSIBILIDAD A LAS COMIDAS: COMIDAS "SANAS" QUE ENFERMAN

Un vaso de jugo de naranja, pan tostado de trigo integral y yogur bajo en grasa con un plátano amarillo (guineo) por encima. Parece como un desayuno perfectamente saludable, ¿verdad?

Quizás no, de acuerdo con el Dr. David Edelberg, internista y director médico del Centro Holístico Estadounidense en Chicago. Edelberg dice que millones de estadounidenses son "sensibles" a estos y otros alimentos comunes —y que estas sensibilidades pueden causar o complicar todo tipo de problemas de salud. "Muchos de los problemas comunes que se tratan en el consultorio médico primario tienen un componente de sensibilidad a los alimentos", explica él.

Afortunadamente, dice el Dr. Edelberg, la lista de alimentos e ingredientes que causan la mayoría de las sensibilidades no es muy extensa. La lista incluye: productos lácteos; huevos y derivados, frutas cítricas, productos de trigo; plátanos amarillos; frijoles (habichuelas) colorados, habas blancas y habichuelas verdes (habichuelas tiernas, ejotes, *green beans*); sustancias químicas en comidas procesadas; y cualquier alimento que usted coma más de tres veces a la semana.

"Cuando la gente habla de antioxidantes, generalmente se están refiriendo a vitaminas A y E, betacaroteno y selenio", dice Judith S. Stern, R.D., Sc.D., profesora de nutrición y medicina interna en la Universidad de California, Davis. "Pero lo que estamos aprendiendo es que hay cientos de otras propiedades en los alimentos que también tienen cualidades antioxidantes. Algunos son los fitoquímicos. También hay otros carotenoides como la betacaroteno y otras sustancias que nosotros no conocemos."

Lo que les falta a los suplementos

A pesar de no conocer algunas de estas sustancias, los expertos sí saben que algunos de estos elementos —fitoquímicos, carotenoides y algunos micronutrientes— no están presentes en los suplementos. "Mientras más cerca

Para descubrir si es sensible a estos alimentos o ingredientes, usted necesita eliminarlos de su dieta por un mes. (Vale la pena el esfuerzo, dice el Dr. Edelberg, porque puede darse cuenta de que se siente realmente bien por primera vez en años.)

Si al final del mes su problema de salud sigue igual, entonces usted no es sensible a ningún alimento y puede volver a su dieta normal. Pero si se siente mejor, necesita descubrir cuál de las comidas o los ingredientes que eliminó está causando su problema.

Para hacer esto, usted necesita empezar a comer las comidas que eliminó, pero solamente un grupo de comida por semana. Entonces digamos que usted decide empezar a comer lácteos la primera semana. Si los síntomas vuelven en cualquier momento durante esa semana —aún tanto como dos o tres días después de comer el producto lácteo— ¡felicitaciones, Sherlock Holmes! Usted ha detectado cuál es su sensibilidad. Si los síntomas no vuelven, empiece a comer otra comida u otro grupo de alimentos la semana siguiente —por ejemplo, huevos y derivados de estos. Y una vez más, esté alerta a la aparición de sus síntomas.

está algo de su estado natural, mejor es", dice el Dr. Haas. "Y las vitaminas y minerales están en su estado natural en los alimentos, no en los suplementos."

"Lo que es irónico es que la gente escucha acerca de los estudios que muestran que la vitamina C ayuda a esto y la betacaroteno protege contra aquello, entonces corren a la tienda y compran una botella de suplementos vitamínicos, pensando que los va a ayudar", dice la Dra. Stern. "En realidad, todos estos estudios se realizan con frutas y verduras, de manera que el beneficio puede no ser solamente de ese elemento nutritivo en particular sino de todos los otros componentes del alimento."

Entre esos compuestos están otros nutrientes que también juegan un papel clave en aumentar la inmunidad, aunque no tienen tanta publicidad como los antioxidantes. "Usted escucha mucho acerca de las vitaminas antioxidantes, pero éstas son solamente una parte de la historia", dice Terry M. Phillips, Ph.D., D.Sc., director del laboratorio inmunoquímico en la Escuela de Medicina y Ciencias de Salud de la Universidad George Washington en Washington, D.C. "Hay otros nutrientes que pueden ser tan importantes —o aún más importantes— en mantener la inmunidad fuerte." Entre ellos: la vitamina B_6, cinc, folato, magnesio y cobre.

Cuando usted le mete el diente a una zanahoria, un mango o al brócoli, usted obtiene una gran fuente de vitaminas antioxidantes tanto como algunos otros nutrientes claves —y otros elementos buenos, también, que incluyen fibra, ácidos transgrasos esenciales "buenos" e incluso proteínas y calcio.

"La conclusión es ésta", dice la Dra. Stern. "Puede ser más fácil tomar vitaminas. Pero si usted está realmente preocupado por su salud, hay una sola cosa que debe hacer: usted debe de comer bien."

AROMATERAPIA

La salud delante de sus propias narices

L e conviene.

Dígale esto a alguien que está a punto de sentarse en la silla del dentista o la mesa examinadora del médico, y lo más probable es que esperará nada menos que mucho dolor e incomodidad.

Dígale lo mismo a alguien que está a punto de probar la aromaterapia, y lo más probable es que no esperaría algo tan agradable como un baño de aroma a lavanda (espliego, alhucema) o una taza de té con sabor a menta (hierbabuena). Pero estos tratamientos fragantes y placenteros son típicos de la aromaterapia, un sistema de cuidado para el cuerpo con aceites botánicos tales como rosa, limón, lavanda y menta. Sea cual sea la forma en que se usen, agregándolos a un baño o masajeándolos en la piel, inhalándolos directamente o difusos para aromatizar una habitación entera, estos aceites naturales y aromáticos se han estado usando durante alrededor de mil años para aliviar el dolor, cuidar la piel, liberar tensiones y fatiga y dar vigor a todo el cuerpo.

La historia de la aromaterapia

Si bien nadie la llamó aromaterapia hasta finales de la década de los años 20, las plantas aromáticas han jugado un papel importante en el mantenimiento de la salud durante muchos miles de años. "La civilización del Egipto antiguo era muy fragante", dice John Steele, un consultor de aromaterapia de Los Ángeles. "Ellos infundían aceites fragantes para masajes, baños y medicina, quemaban incienso en ceremonias religiosas y usaban aceites aromáticos de cedro para embalsamar a sus muertos."

Pero no fue hasta el siglo XI en la era cristiana que los curanderos europeos empezaron a trabajar con aceites esenciales —líquidos potentes y altamente volátiles extraídos de plantas, exprimidos o destilados. Un aceite esencial es la forma más concentrada y terapéutica de la planta y no es grasoso como el aceite mineral. En textura es más como el agua, porque se evapora rápidamente y penetra la piel fácilmente.

Los aceites esenciales fueron introducidos en Europa por los cruzados que regresaban del Oriente. Valorados por sus propiedades antisépticas, estos aceites se quemaban en hogares y edificios públicos durante la peste bubónica para tratar de evitar que la enfermedad siguiera propagándose. Según una leyenda popular, los fabricantes de guantes, que usaban aceites esenciales en su artesanía, disfrutaban de protección especial contra la peste. Eclipsada por el desarrollo de medicamentos sintéticos a fines del siglo XIX y comienzos del siglo XX, la tradición de curación con aromáticos se revivió en las décadas de los años 20 y los 30 por René-Maurice Gatefossé, el químico francés que primero inventó el término *aromaterapia*.

Pero si bien la aromaterapia ha sido popular en Europa por tantos años —los aceites esenciales están disponibles en muchas farmacias francesas, y los farmacéuticos generalmente están entrenados en su uso— no fue hasta finales de la década de los 80 que los estadounidenses empezaron a descubrir esta medicina fragante. "Cuando escribí mi libro *Herbs and Things* (Hierbas y cosas) en 1969, mis editores sacaron 'aromaterapia' del índice porque nadie sabía lo que la palabra quería decir", dice la herbolaria de San Francisco Jeanne Rose, presidenta de la Asociación Nacional para Aromaterapia Holística.

Treinta años después, "aromaterapia" todavía no es una palabra muy conocida, pero los aceites esenciales han sido descubiertos por compañías líderes de cosméticos tales como Estée Lauder y Body Shop, y las cremas y aceites de aromaterapia se exhiben en todas partes, desde los departamentos de cosméticos en las grandes tiendas hasta el *Home Shopping Network*, una compañía que vende productos por teléfono.

"La gente está sintiendo la necesidad de tomar el cuidado de su salud en sus propias manos", dice Judith Jackson, aromaterapeuta en Greenwich, Connecticut. "Están buscando formas para ayudarse a sí mismos que sean naturales y sin efectos secundarios. Y si el tratamiento tiene también un elemento de placer, mucho mejor."

El poder de oler

Los aceites esenciales trabajan sobre el cuerpo en varios niveles diferentes. El más obvio es el de estimular el poderoso pero poco entendido sentido del olfato.

En años recientes, la investigación médica ha descubierto lo que los aromaterapeutas han sabido siempre: que los olores que percibimos tienen un impacto significativo en cómo nos sentimos.

"Los olores actúan directamente sobre el cerebro, como una droga", dice el médico neurólogo Alan Hirsch, también psiquiatra y director del Centro de Investigación y Tratamiento del Gusto y el Olfato en Chicago.

ALGUNAS PRECAUCIONES

Cuando se usan prudentemente, los aceites esenciales son menos propensos a causar efectos secundarios que la mayoría de los medicamentos de venta libre. Pero los expertos todavía aconsejan que se debe ser cauteloso. En general, las personas con piel muy blanca o pecosa son más propensas a experimentar irritación de la piel como consecuencia de los aceites esenciales, dice el consultor de aromaterapia de Los Ángeles, John Steele. Él aconseja a todos los que usen estos aceites por primera vez que hagan una prueba simple de la piel para evitar reacciones alérgicas: coloque una gota del aceite en un trapo de algodón y aplíquelo en el lado de adentro de la muñeca o el codo. Cubra el área con una venda y no la lave por 24 horas. Si la piel no se vuelve roja y si no se producen picazones, el aceite debería ser seguro para uso externo.

Las mujeres embarazadas deben tomar precauciones especiales al usar aceites esenciales. Los aceites esenciales cálamo, artemisa (altamisa, *mugwort*), poleo, salvia y gaulteria pueden inducir un aborto espontáneo cuando se toman internamente, pero aun la inhalación o aplicación externa se desaconsejan. La albahaca, el hisopo, la mirra, la mejorana y el tomillo también pueden causar reacciones adversas y también se debe evitar su uso.

El aceite de árbol de té (*tea tree oil*) es seguro para usar como gotas, pero nunca se debe ingerir. Cantidades tan pequeñas como una cucharada de té pueden resultar fatales si se tragan.

Al tratar pacientes que han perdido el sentido del olfato, el Dr. Hirsch ha descubierto que una vida sin fragancias suele llevar a una alta incidencia de problemas psiquiátricos tales como ansiedad y depresión.

Y aunque la mayoría de las personas deprimidas o estresadas pueden oler perfectamente bien, el Dr. Hirsch cree que sus estados emocionales también están afectados por los olores que están o no están percibiendo.

Investigaciones científicas confirman la noción de que percibir olores particulares tiene un efecto directo en la actividad del cerebro.

ACEITES ESENCIALES PARA PRINCIPIANTES

No se desanime ante la confusión que produce ver la gran cantidad de aceites esenciales diferentes que ofrecen los distribuidores. Usted puede empezar a explorar los beneficios de la aromaterapia en su casa con solamente un puñado de aceites económicos, dice el aromaterapeuta angeleno Michael Scholes de Aromatherapy Seminars, una organización que entrena a profesionales y otros en el uso de aceites esenciales. Scholes recomienda los siguientes seis aceites por su seguridad, versatilidad y valor.

Aceites cítricos. Muy buenos para disipar el mal humor. Los aceites cítricos funcionan bien en un difusor y crean una atmósfera brillante y positiva, dice Scholes. Los aceites de limón, limón verde, naranja y toronja (pomelo) se pueden adquirir por precios de $3 a $5 por cinco mililitros, dice el consultor de aromaterapia John Steele, mientras que el de mandarina se vende por aproximadamente $5 o $6.

Aceites florales. Estos son los mejores para el alivio del estrés, según Scholes. "Estéticamente, casi todas las personas encuentran las flores sumamente atractivas." Él sugiere que se agreguen flores a las lociones y aceites de baño sin aroma o que se mezclen con aceites portadores para un masaje tranquilizante. Aunque aceites florales raros y preciosos como los de rosa y jazmín pueden ser caros —una botella muy pequeña de ⅓ onzas (10 ml) de aceite de rosas importado de Turquía puede costar más de $175, por ejemplo— la misma cantidad de geranio, que huele bastante como la rosa, cuesta solamente $10.

"Sabemos a través de estudios de ondas de frecuencia del cerebro que oler lavanda (espliego, alhucema) aumenta la onda alfa en la parte posterior de la cabeza, lo cual está asociado con el relajamiento", dice el Dr. Hirsch. "Un olor tal como el de jazmín aumenta las ondas beta en la parte frontal de la cabeza, lo cual está asociado con un estado más alerta."

Ya que la mayoría de la gente puede detectar muchos olores diferentes, los usos terapéuticos potenciales del aroma parecen ser interminables. Los expertos dicen que el inhalar aceites esenciales puede ayudar

Árbol de té (*tea tree*). Un antiséptico versátil y muy suave para la piel. Scholes sugiere que se aplique una sola gota directamente en la piel para acelerar la curación de cortaduras y granos (barros). Precio promedio: $5 por cinco mililitros.

Lavanda (espliego, alhucema). "Si hay un aceite del cual ningún hogar debería prescindir, éste es el de lavanda", dice Scholes. Es un excelente aceite de primeros auxilios, suaviza las cortadas, los cardenales (moretones) y las picaduras de insecto y también se puede agregar a su aceite regular de baño para una experiencia relajante que alivia el estrés. Precio promedio: de $5 a $6.50 por una botella de cinco mililitros.

Menta (hierbabuena). Este es un estimulante mental muy bueno, dice Scholes, quien recomienda agregar una gota a una loción facial sin aroma y aplicar la loción debajo de la nariz y detrás de las orejas. La menta también puede ayudar a su estómago: agregue una gota, mezclada con una cucharadita de miel, a una taza de té de hierbas para aliviar molestias intestinales, sugiere Scholes. (La miel se agrega para ayudar a dispersar el aceite esencial rápidamente en el agua.) Precio promedio: $5 por cinco mililitros.

Romero. Un aceite vigorizante para días de poca energía. Funciona bien en una lámpara de aroma o en un difusor, dice Scholes. "Usted también puede inhalarlo directamente de la botella", agrega. Precio promedio: de $3 a $4 por cinco mililitros.

con afecciones vinculadas a tensión nerviosa, entre ellas dolores de cabeza, insomnio y ansiedad. Las inhalaciones se usan también para tratar molestias respiratorias tales como resfriados (catarros), alergias y bronquitis.

Experimentar el poder que tiene el aroma para mejorar su estado de ánimo puede ser tan simple como agregar varias gotas de aceite esencial a su baño o colocar un par de gotas de aceite esencial en un anillo aromático, el cual se coloca sobre un bombillo (foco) caliente. Una forma de aromatizar una habitación de manera más duradera es con una lámpara de aroma, una maceta o platillo de porcelana o arcilla donde se mezclan aceites esenciales con agua y se calientan sobre una vela, o un difusor aromático eléctrico, que reduce los aceites esenciales a una rociada fina y dispersa el aroma por toda la habitación. Estos se venden en algunas tiendas de productos naturales y por correspondencia (consulte la lista de tiendas en la página 173).

Más allá de las narices

Pero el de la fragancia no es el único modo en que los aceites esenciales trabajan sobre el cuerpo. "'Aromaterapia' es en realidad un nombre muy impreciso", dice Galina Lisin, aromaterapeuta entrenada en Europa y presidenta de Herba–Aromatica en Hayward, California. "Los aceites esenciales nunca se han usado en perfumes. Son medicinas, y la inhalación es solamente una de las muchas formas en que se pueden usar."

Los aceites esenciales son también efectivos cuando se usan en forma tópica, como medicamentos externos. "A diferencia de los aceites minerales, que simplemente se quedan en la piel, los aceites esenciales están hechos de moléculas muy pequeñas que en realidad penetran el sistema sanguíneo a través de la piel", dice Steele.

La aplicación externa se usa para tratar una gama amplia de problemas de la piel, y las esencias son ingredientes populares en los productos del cuidado de la piel y otros cosméticos. Aceites esenciales suaves como la lavanda se pueden incluso aplicar con toda intensidad, o en forma *"neat"*, para tratar cortadas, quemaduras, dolores de cabeza y otras afecciones sencillas de primeros auxilios.

"Para personas no profesionales, no hay muchos aceites esenciales que yo recomendaría usar solos en la piel", dice Steele. "Incluso un aromaterapeuta entrenado no puede siempre adivinar quién va a tener una reacción alérgica a un aceite esencial, de manera que usarlos diluidos aporta una medida adicional de seguridad." Si bien un aceite esencial diluido en un aceite portador es absorbido en la piel más lentamente, muchos expertos prefieren este método porque tiende a prevenir irritaciones en la piel. "Una regla es que más no es siempre mejor con los aceites esenciales", agrega Steele.

Otro uso externo de los aceites esenciales es el masaje de aromaterapia. Cuando se los agrega a aceites tradicionales de masaje como los de almendra, oliva y sésamo (ajonjolí), los aceites esenciales realzan los beneficios del masaje, alivian el estrés, mejoran la circulación y crean un sentimiento de bienestar.

Aunque los médicos europeos también administran los aceites esen-

MASAJES MAGNÍFICOS

Muchos terapeutas de masajes, balnearios y salones de belleza ofrecen masajes de aromaterapia, y con razón. Según las personas quienes los han recibido, estos masajes son divinos.

Mientras que las manos de la terapeuta trabajan rítmicamente sobre su espalda, cuello y hombros, desaparecen todos sus dolores y achaques. Entonces, sus manos le llegarán a la cara, borrando toda la tensión del día. Finalmente, le llegarán hasta los pies, literalmente relajándolo de la cabeza hasta los pies.

Si decide hacer un turno, planee quedarse una hora o más, y use ropa vieja, porque su ropa puede mancharse de los aceites cuando se vista después del masaje.

Durante el masaje, le colocarán sábanas suaves y se acostará en una mesa acolchada mientras que le masajean con aceites seleccionadas especialmente para usted.

"Antes de masajear un cliente, yo le pregunto detalladamente sobre su historial médico y sobre las partes de su cuerpo en las cuales quiere que trabaje", dice Margot Latimer, una terapeuta de masajes registrada quien tiene un consultorio privado en Doylestown, Pensilvania.

Latimer dice que el estrés, los achaques y otros problemas no son problemas sino proyectos, y explica que estos "proyectos" pueden ser aliviados con la combinación adecuada de aceites esenciales y el poder curativo del tacto. Después de un entrevista con el cliente que dura entre 20 y 30 minutos, Latimer registra su caja de aceites y elige no más de cuatro que ella determina como los más efectivos para el problema del cliente. Antes de agregar estos aceites al aceite de base, tal vez ella le dará unas cuantas opciones. Según ella, "es muy importante que al cliente le gusten los aceites que usemos".

ciales oralmente, en supositorios e inclusive a través de la piel (como en un parche en la piel), los expertos recomiendan que se consulte a un aromaterapeuta con entrenamiento médico antes de tomar cualquier aceite internamente. Steele también sugiere que se aprenda más sobre los aceites esenciales antes de usarlos, ya que algunos no son recomendables para ciertas afecciones. (Para mayor información sobre cómo usar aceites esenciales con seguridad, vea "Algunas precauciones" en la página 27.)

Cómo usar la aromaterapia

Para explorar el poder curativo de la aromaterapia, empiece en la tienda de productos naturales más cercana a su hogar. Los aceites esenciales varían ampliamente en precio y calidad: Un frasco de ½ onza (15 ml) de aceite de lavanda, por ejemplo, puede costarle tan poco como $7 o tanto como $15, de acuerdo a su pureza y a dónde es producido. Los aceites de cuidado doméstico más populares se venden a precios de $5 a $16 por botella de cinco mililitros, dice Steele, pero porque los aceites esenciales vienen altamente concentrados, una cantidad pequeña puede durar meses con uso normal.

Experimentar la aromaterapia no debería costar una fortuna. Si invierte en unos pocos aceites esenciales versátiles y económicos, usted puede probar muchos de los remedios en este libro y explorar masajes básicos de aromaterapia. (Vea "Aceites esenciales para principiantes" en la página 28.)

Ya que muchas aplicaciones requieren que los aceites esenciales se mezclen con otros ingredientes, usted también necesitará algunas botellas de vidrio o de plástico duro para guardar allí las mezclas. Por el hecho que la luz puede dañar los aceites esenciales, los expertos recomiendan que se usen botellas de vidrio con tinte y que se las guarde en un lugar fresco y oscuro. Las tiendas que venden los aceites esenciales generalmente venden estas botellas también, y también lo hacen muchas de las compañías que venden estos productos por correspondencia.

Finalmente, esté usted seriamente decidido a aprender más sobre aromaterapia o esté usted simplemente disfrutando de descubrir nuevas fragancias, los expertos dicen que un difusor para el hogar es una gran inversión. "Hace cinco años no se podía comprar un buen difusor por menos de $150", dice Rose. "Pero el mercado está más competitivo cada día y el precio de los difusores ahora está al alcance del estadounidense común." Rose usa un difusor eléctrico de $40 de Phybiosis, una compañía en Maryland que vende estos productos por correspondencia. "El difusor es imprescindible para tratamientos respiratorios", dice Rose, quien padece de asma. "¡Y se convierte en un despertador! Yo hago funcionar el mío en un cronómetro, de manera que me pueda despertar con el aroma que me guste."

Hierbas

Cómo aprovechar la farmacia natural

Si alguna vez ha tomado una aspirina, usted ha tomado un fármaco derivado de una hierba.

Si alguna vez ha tomado uno de esos descongestionantes orales que no le dan sueño, usted ha tomado un medicamento derivado de una hierba.

"En el pasado, casi todas las medicinas eran hierbas", dice Varro E. Tyler, Ph.D., profesor de farmacognosia (el estudio de los fármacos derivados de fuentes naturales) en la Universidad de Purdue en West Lafayette, Indiana. Como la aspirina y esos descongestionantes, muchas de las medicinas modernas son derivados sintéticos de hierbas. El ingrediente principal de la aspirina es el ácido acetilsalicílico, el cual es extraído de la corteza de los sauces. Esos descongestionantes orales contienen seudoefedrina, que se hace de la planta efedra (belcho). En realidad, por lo menos un cuarto de todas los fármacos que los médicos recetan contienen ingredientes activos derivados o sintetizados de plantas medicinales, dice Norman R. Farnsworth, Ph.D., director del Programa de Investigación Colaborativa en la Escuela de Farmacología de la Universidad de Illinois en Chicago.

¿Cómo descubrió el hombre primitivo que las plantas tenían propiedades medicinales? Lo más probable es que los primeros "herbolarios" observaron a los animales y se fijaron en cuáles plantas ellos se comían cuando no se sentían bien. Ellos probaron esas plantas. También descubrieron, con pruebas y errores, cuáles plantas ayudaban y cuáles plantas eran nocivas. Cuando alguien se sentía mejor después de comer ciertas flores, otros las probaban. Si alguien sufría un sarpullido después de masticar ciertas raíces, el resto se mantendría alejado de ellas. Con el tiempo, el hombre primitivo encontró plantas que lo ayudaron a dormir, plantas que lo ayudaron a mantenerse despierto, plantas que curaban los dolores de estómago y plantas que aliviaban la piel quemada por el sol.

La historia de las hierbas

A través de los años, esos descubrimientos primitivos se sistematizaron en Roma, Grecia, Egipto y China durante la Antigüedad. En Egipto antiguo, por ejemplo, existía el papiro *Ebers*, un texto antiguo para médicos. Sus remedios incluían áloe vera (sábila, acíbar) para cortadas y quemaduras y mentas para asistir la digestión —remedios que todavía se usan actualmente.

Esta tradición de hierbas curativas continuó por siglos, hasta el comienzo de la ciencia moderna y su conocimiento de la química. Ya para aquel tiempo, científicos y médicos podían aislar el ingrediente activo de una hierba y producir una medicina más potente y de acción más rápida. En 1806, un farmacéutico aprendiz alemán aisló un elemento activo de la planta de opio, un alcaloide que llamó morfina. Los científicos pronto aislaron otras sustancias químicas: la quinina antimalárica de la corteza *Cinchona orpeuvian*, la atropina antiespasmódica de las hojas de la belladona, la cocaína anestésica de hojas de coca y el medicamento cardíaco digitoxina de las hojas moradas de la dedalera (digital).

Hacia fines del siglo XIX, los médicos empezaron a ver los remedios a base de hierbas como algo anticuado. ¿Y por qué no? Las dosis de medicina se estandarizaron en fármacos sintetizados. En cambio, con las hierbas, determinar la dosis adecuada no era un proceso preciso. Pero aún cuando los productos farmacéuticos sintéticos empezaron a dominar la medicina, algunos profesionales siguieron administrando remedios a base de hierbas: homeópatas, osteópatas, quiroprácticos e hidroterapeutas así como los "eclécticos", un grupo de estadounidenses que combinaron las tradiciones europeas de hierbas con la creencia popular en plantas derivadas de las tradiciones de las indígenas norteamericanas.

Con el descubrimiento de la penicilina en 1928 comenzó la era de las "medicinas milagrosas". La hormona cortisona fue aislada en 1930. Los antibióticos estreptomicina y *Aureomycin*, una marca de clorotetraciclina, se produjeron en 1943 y 1945 respectivamente. La industria de los productos farmacéuticos se convirtió en un negocio multinacional y multimillonario. No obstante, con los fármacos más poderosos aparecieron problemas más poderosos —lo que los médicos llaman efectos secundarios o colaterales. (Los más dramáticos y atroces fueron los defectos de nacimiento creados por la *thalidomide*, una pastilla soporífera usada por mujeres embarazadas en los años 60.) Sí, las medicinas sintéticas eran la norma, pero muchos médicos (y pacientes) empezaron a ver una razón para usar las medicinas más suaves y más naturales como las hierbas.

¿Por qué ha surgido el uso de las hierbas?

¿Por qué la gente prueba la terapia de hierbas? Una razón, dice Robert McCaleb, presidente de la Fundación de Investigación de Hierbas, una organización educativa y de investigación en Boulder, Colorado, es que la gente está buscando el autocuidado y técnicas de prevención de enfermedades en un tiempo de costos crecientes en cuidados médicos. "Para la gente que goza de buena salud, los remedios a base de hierbas ofrecen la oportunidad de mantenerse sano", dice McCaleb.

Tomar cápsulas de *ginseng*, por ejemplo, puede ayudar a las personas a mantenerse mentalmente alertas cuando están enfrentándose al estrés del trabajo, dice el Dr. Tyler. Y tomar una taza de té de toronjil (melisa), un

GUÍA PARA IR DE COMPRAS

Cuando vaya a una tienda de productos naturales, usted verá que los productos a base de hierbas se venden en una variedad de formas. Los tés son los más comunes, pero la siguiente es una guía rápida del consumidor a los otros tipos de remedios a base de hierbas.

Cápsulas y tabletas. Tragar una tableta es probablemente la forma más fácil de tomar cualquier medicina, pero muchos herbolarios prefieren las tinturas y los tés porque piensan que de esta forma los ingredientes activos de las hierbas se liberan más rápida y eficientemente.

Extractos y tinturas. Técnicamente, los extractos son más fuertes y concentrados que las tinturas. Pero hoy estos términos se usan generalmente en forma indistinta. Para hacerlos, las hierbas frescas se remojan durante días o semanas en alcohol con cantidades variadas de agua. (Hay algunos brebajes que usan glicerina y agua como solvente que ahora están disponibles.) La mezcla se agita regularmente, se cuela y se embotella para su uso. Los extractos y las tinturas se toman de dos a tres veces por día como un número específico de gotas mezcladas en un poco de agua.

Pomadas y cremas. Estos productos herbarios son preparados para uso externo. Úselos según las instrucciones en la etiqueta.

Tés. Una de las formas más fáciles de usar hierbas, frescas o secas, es hacer un té. Cuando use las hojas o flores de una planta, vierta una taza de agua hirviendo sobre una cucharada de té en las hojas sueltas y déjela en infusión durante aproximadamente diez minutos, después cuele la mezcla. Para raíces, semillas, corteza y hojas duras, écheles agua fría y hiérvalas a fuego lento por diez minutos, luego cuélelas. Endulce el té resultante con miel para dar gusto, si lo desea.

HIERBAS PELIGROSAS

Algunos creen que todos los productos herbarios son seguros. Desafortunadamente, no es así. A pesar de que esta no es una lista completa de plantas que no son seguras, las que sí se mencionan aquí merecen atención especial.

Las siguientes hierbas son peligrosas y no se deben usar como remedios.

Planta	Peligro Potencial
Borraja	Perjudicial en dosis grandes; puede causar cáncer y daño al hígado
Carmín (*pokeweed*)	Puede causar parálisis respiratoria y convulsiones
Chaparro (gobernadora)	Puede causar enfermedades; está prohibida en los Estados Unidos
Consuelda	Puede causar cáncer y daño al hígado (pero no a través de uso externo)
Dedalera (digital)	Potente toxina del corazón
Fárfara (tusílago)	Puede causar cáncer
Poleo	El aceite esencial puede causar convulsiones en dosis grandes; posiblemente nocivo para mujeres embarazadas

sedante natural, puede aliviar el estrés, dice la médica naturópata Mary Bove, L.M., N.D., directora de la Clínica Naturopática de Brattleboro en Vermont.

Los cardenales (moretones), inflamaciones, torceduras (esguinces), cortadas, resfriados (catarros), fiebres, quemaduras menores y sarpullidos responden bien a los tratamientos a base de hierbas, dice la Dra. Cynthia Mervis Watson, quien se especializa en las terapias homeopáticas y de hierbas en su consultorio médico general en Santa Mónica, California. También hay terapias de hierbas efectivas para problemas reproductivos en las mujeres, entre ellos el síndrome premenstrual, la esterilidad, los períodos irregulares, los dolores menstruales, los síntomas de menopausia y las infecciones vaginales, dice ella.

Retame (hiniesta)	Tóxico; diurético
Ruda	Puede hacer la piel más susceptible a los efectos perjudiciales del sol
Sasafrás	Puede causar cáncer

Las siguientes hierbas son potencialmente peligrosas y se deben usar con precaución.

Planta	**Peligro Potencial**
Áloe vera (sábila, acíbar)	El jugo puede ser un laxante poderoso cuando se usa internamente (los gels para uso interno no tienen este efecto)
Efedra (belcho)	No la deben usar personas con problemas cardíacos, presión arterial alta, diabetes o enfermedades de tiroides
Enebro (nebrina, tascate)	No la deben usar mujeres embarazadas o personas con enfermedades del riñón
Regaliz (orozuz)	Cantidades excesivas pueden causar retención de líquidos y presión arterial alta
Yohimbé	Los efectos secundarios incluyen náuseas, vómitos, presión arterial alta, palpitaciones, insomnio y temblores

Los remedios a base de hierbas forman una línea frontal fuerte de defensa contra resfriados, gripes y otras enfermedades infecciosas. A diferencia de los antibióticos, las hierbas se pueden usar para tratar tanto infecciones bacterianas como infecciones virales, dice Rosemary Gladstar, herbolaria de Barre, Vermont.

La terapia de hierbas tiene también otro beneficio. "Para la gente que está tomando potentes fármacos recetados con muchos efectos secundarios, las hierbas proporcionan alternativas más suaves y más seguras", dice McCaleb. La valeriana, por ejemplo, es una alternativa efectiva (que no crea hábito) a las pastillas soporíficas de venta bajo receta, dice el Dr. Tyler. Para mareos, el jengibre es una buena alternativa de los antihistamínicos, que pueden causar sueño, y del parche escopolamina, que puede causar sequedad en la boca. El jengibre no tiene efectos secundarios significativos, dice él.

McCaleb dice que las hierbas *ginkgo* (biznaga) y palmera enana (palmito de juncia) pueden aliviar algunas de las enfermedades asociadas con la vejez. Los estudios demuestran que tomar *ginkgo* puede ayudar a las personas mayores que sufren de pérdida de la memoria y confusión y que la palmera enana es efectiva para tratar los problemas de próstata que sufren muchos hombres mayores.

Y los remedios de hierbas a veces funcionan cuando los tratamientos médicos occidentales fracasan. "Son muy buenos para infecciones de las vías urinarias, problemas digestivos, dolores menstruales, tos, resfriados, sarpullidos de la piel, alergias, fatiga crónica —todo tipo de problemas del sistema inmunológico", dice la Dra. Watson.

Al tratar enfermedades serias como enfermedades del corazón, cáncer y trastornos autoinmunes, muchos médicos están recetando remedios a base de hierbas para usar en conjunción con técnicas médicas corrientes, dice la Dra. Watson. Hierbas tales como el jengibre, la menta (hierbabuena), la papaya (fruta bomba, lechosa) y el hinojo pueden reducir las náuseas causadas por la quimioterapia, por ejemplo. El musgo irlandés puede funcionar como anticoagulante, y la baya del espino (*hawthorne berry*), el romero y la agripalma (*motherwort*) pueden mejorar la circulación en personas con enfermedades cardíacas. (Cuando use hierbas en el tratamiento de problemas mayores de salud, usted debe consultar a un profesional de salud, advierte la Dra. Watson.)

Después de todo, sea que se los use como prevención, como remedios caseros o como sustancias alternativas a los fármacos, la gente está usando las hierbas muchísimo. En 1993, se calculó que las ventas totales de remedios a base de hierbas sumaron un total de aproximadamente mil millones y medio de dólares, dice Mark Blumenthal, director ejecutivo del Consejo Botánico Estadounidense en Austin, Tejas.

Cómo conseguirlas

Elegir remedios a base de hierbas siempre ha sido un misterio en cierto sentido, ya que los consumidores no reciben mucha ayuda de las instrucciones en las etiquetas sobre qué tomar, con qué propósito y en qué dosis. Esto ocurre porque la Dirección de Alimentación y Fármacos de los EE.UU. (*FDA* por sus siglas en inglés) prohíbe a los fabricantes de productos a base de hierbas poner información terapéutica en las etiquetas, dice James Duke, Ph.D., botánico economista y especialista en toxicología. La razón por esto es que las hierbas se consideran suplementos nutritivos, no fármacos.

Por supuesto, si el fabricante de una hierba quiere probar el valor terapéutico de una hierba, puede hacerlo. Pero el proceso de pruebas médicas de la FDA sale tan caro que la mayoría de los fabricantes de hierbas no pueden afrontar el gasto, dice el Dr. Duke —especialmente porque la ganancia económica con los remedios a base de hierbas nunca es tan grande como con los productos farmacéuticos. "¿Quién puede afrontar un gasto de 231 millones de dólares para probar que una hierba como la matricaria (margaza), que usted y yo podemos cultivar en nuestro jardín, puede prevenir las migrañas? ¿Cómo podrían los fabricantes recuperar esos 231 millones de dólares?", dice él.

Pero aunque estos remedios no sean fármacos químicos aprobados por la FDA, de todos modos se usan con propósitos terapéuticos.

"Es importante recordar que las hierbas son medicinas", dice la Dra. Watson. "Como con cualquier medicina, es importante saber cómo tomar las hierbas, cuán frecuentemente y en qué dosis."

Mucha gente se guía por los libros y las revistas. También es una buena idea, dice Gladstar, pedir consejo a los profesionales de salud, entre ellos médicos y enfermeros interesados en la terapia de hierbas, los médicos naturópatas (los *N.D.* por sus siglas en inglés), que se especializan en recetar hierbas, y los herbolarios, que generalmente están entrenados y son en general muy conocedores de la materia. Asegúrese de preguntar acerca de posibles efectos secundarios o interacciones con otros fármacos que usted puede estar tomando.

No importa qué es lo que haga, sin embargo, usted debe ser consciente de que el hecho que es natural no significa que sea segura. La mayoría de los remedios a base de hierbas son seguros, pero algunos pocos pueden ser bastante peligrosos, especialmente cuando se usan en combinación con fármacos recetados o de venta libre o cuando las usan personas con problemas de salud preexistentes. (Para una lista de hierbas con efectos secundarios potencialmente peligrosos, vea "Hierbas peligrosas" en la página 36.)

El carmín (*pokeweed*), por ejemplo, una planta que se ha usado para tratar artritis, puede producir efectos secundarios serios, tales como parálisis respiratoria y convulsiones, dice el Dr. Duke.

El hidraste (sello de oro, sello dorado), un antibiótico natural poderoso, puede ayudar a combatir resfriados (catarros), gripes y otros tipos de infección. Sin embargo, cuando se usa a largo plazo para infecciones crónicas, se debe tomar solamente en ciclos. Por ejemplo, se puede tomar durante dos o tres semanas y dejar de tomarlo por dos semanas. Si se toma sin un descanso en el ciclo, puede enfermarlo más en vez de hacerlo sentirse mejor, dice Gladstar.

Todo a su tiempo

Las hierbas no funcionan necesariamente en forma rápida con problemas de salud crónicos. Para algunas afecciones crónicas, usted posiblemente tendrá que tomar el remedio a base de hierbas durante por lo menos tres meses antes de ver algún resultado, dice Gladstar.

"La mayoría de las personas que no obtienen resultados con las hierbas cometen el error de dejar el tratamiento demasiado pronto", dice Gladstar. "No esperan lo suficiente, y no toman cantidades suficientes de la hierba para que ésta resulte efectiva."

Usados con prudencia, en el contexto de un estilo de vida sano que incluya una dieta nutritiva y ejercicios regulares, los remedios a base de hierbas pueden ser el complemento que su cuerpo necesita para que usted siga sintiéndose vital y para que esté protegido de enfermedades, dice Gladstar.

No se olvide de que debido a que los remedios a base de hierbas no están estandarizados, es prudente usar las directivas del fabricante en la etiqueta de cada producto que compre. Si un producto no tiene directivas claras en el paquete, o si tiene cualquier duda o problema con respecto al producto, asegúrese de consultar a un herbolario respetable antes de usarlo.

HOMEOPATÍA

Dosis pequeñas dan resultados grandes

Después de años de tratar de parar su fiebre del heno con antihistamínicos, Richard D. Fischer estaba harto ya.

"Estaba tan mal que inmediatamente después de sonarme la nariz y lavarme las manos, tenía que sonarme la nariz otra vez. Estaba por llegar al punto de no poder seguir trabajando como dentista", dice el Dr. Fischer (D.D.S.), un dentista en Annandale, Virginia.

Luego un paciente le habló acerca de un médico homeópata de la zona que había ayudado a mucha gente a sobrellevar sus alergias. El Dr. Fischer era escéptico, pero en su tercera visita al médico homeópata, pasó algo extraordinario.

"Me dio algo que literalmente me abrió las sienes como con un estallido. Se podía hasta oír mientras ocurría. Me sorprendió. Cuando experimenté personalmente qué cambio profundo podía crear la homeopatía, supe que tenía que aprender más sobre ella", dice el Dr. Fischer, presidente de la Academia Internacional de Toxicología y Medicina Oral, un grupo de 500 dentistas, médicos e investigadores que promueve el uso de materiales y procedimientos dentales seguros.

Después de 15 años de entrenamiento en el Centro Nacional para la Homeopatía, un servicio educativo sin fines de lucro en Alexandria, Virginia, que conduce seminarios para médicos y dentistas, el Dr. Fischer dice que él ahora usa la homeopatía para tratar todo desde mal aliento hasta dolores de muelas.

"Me resulta sorprendente que no haya más dentistas y médicos que usen la homeopatía", dice el Dr. Fischer. "Proporciona tantos beneficios con tan poco riesgo para el paciente... no puedo imaginarme trabajando como dentista sin ella."

¿Qué es la homeopatía?

La homeopatía es un tipo de medicina que se basa en el uso de cantidades pequeñas de hierbas, minerales y otras sustancias para estimular nuestras defensas naturales y ayudar al cuerpo a curarse a sí mismo. Muchas veces, según sus proponentes, la homeopatía cura enfermedades con tan sólo una dosis y prácticamente no causa efectos secundarios. A nivel mundial, la homeopatía se ejerce en muchos países, entre ellos India, México y Rusia. Cuatro de cada diez personas en Francia y una de tres en Inglaterra — incluyendo a la familia real británica— usan la homeopatía, según el Centro Nacional para la Homeopatía.

En los Estados Unidos, sin embargo, la homeopatía es menos conocida. Se introdujo en 1825, y hacia 1890 había 14,000 médicos homeópatas, 22 escuelas médicas homeopáticas y más de 100 hospitales homeopáticos en toda la nación. Pero menos de 50 años más tarde, la homeopatía fue prácticamente olvidada en los Estados Unidos mientras la confianza y dependencia en la medicina occidental crecieron sostenidamente y los científicos desarrollaron antibióticos y otros medicamentos poderosos que parecían capaces de eliminar cualquier enfermedad.

No obstante, actualmente la homeopatía está experimentando un renacimiento en los EE.UU. Desde 1970, cuando había menos de 200 profesionales en toda la nación, ha habido un aumento del interés en la homeopatía en la comunidad médica. Aunque su número es pequeño en comparación con el número de profesionales occidentales, hoy hay por lo menos 2,500 médicos, dentistas, quiroprácticos y enfermeros que regularmente recetan remedios homeopáticos, según el Centro Nacional para la Homeopatía.

Cada año, más de 2.5 millones de personas buscan cuidado homeopático. Las ventas minoristas de remedios homeopáticos han crecido alrededor de un 25 por ciento al año desde 1988 y ahora alcanzan los 200 millones de dólares anuales. En comparación, los estadounidenses gastaron 290 millones de dólares en antiácidos de venta libre y 56 mil millones de dólares en medicinas recetadas en 1992. Pero esa disparidad puede llevar de alguna manera a una conclusión errónea, dicen los proponentes, porque los remedios homeopáticos cuestan una fracción de lo que cuestan la mayoría de los productos farmacéuticos convencionales. Un remedio homeopático típico, que contiene de 30 a 100 dosis, cuesta de $3 a $5, dice Chris Meletis, N.D., médico naturópata y director de medicina de la Escuela Nacional de Medicina Naturopática en Portland, Oregon.

De igual a igual

Homeopatía, que deriva de dos palabras griegas, significa literalmente "sufrimiento similar". Aunque el concepto data de por lo menos el siglo X antes de Cristo, la homeopatía moderna está basada en las observaciones de Samuel Hahnemann, un médico alemán del siglo XVIII. El Dr.

Hahnemann consideraba que las prácticas médicas de ese tiempo eran barbáricas, porque a los pacientes generalmente se los hacía sangrar y ampollar para purgarlos de líquidos que se creía causaban la mayoría de las enfermedades.

Desilusionado, él dejó la medicina y se convirtió en traductor de textos científicos, dice la Dra. Maesimund Panos, médica homeópata en Tipp City, Ohio. Pero el Dr. Hahnemann siguió experimentando consigo mismo con varias sustancias para encontrar una manera más humana de ayudar a curar a la gente. Sospechó que la enfermedad representaba un desequilibrio de lo que él llamó la fuerza vital del cuerpo (los homeópatas modernos piensan que él hablaba del sistema inmunológico) y que solamente era necesario un pequeño estímulo para restaurar ese equilibrio en las defensas naturales del cuerpo.

Pero esa corazonada no floreció totalmente hasta que él inició experimentos para descubrir por qué pequeñas dosis de quinina, un extracto de corteza de un árbol peruano, curaban la malaria. Para su propia sorpresa, el Dr. Hahnemann descubrió que grandes dosis de esta droga tenían efectos inesperados. Después de tomar dosis enormes de quinina durante varios días, él empezó a desarrollar temblores, palpitaciones cardíacas y otros síntomas de malaria. Tan pronto como dejó de tomar la droga, sus síntomas desaparecieron. De este experimento, el Dr. Hahnemann desarrolló la idea de que "igual se cura con igual", también conocida como la ley de similares, que es la base de la homeopatía.

El Dr. Hahnemann teorizó que si grandes cantidades de una sustancia tal como la quinina causan síntomas de enfermedad en una persona sana, entonces dosis pequeñas de esa misma sustancia deberían curar a una persona enferma que tiene síntomas similares. Entonces si usted tiene un resfriado (catarro), por ejemplo, tomar una cantidad pequeña de una sustancia que en grandes dosis causaría síntomas como los del resfriado debería curar sus estornudos, de acuerdo con la teoría del Dr. Hahnemann. Pero el remedio funcionará solamente si sus pautas de síntomas inducidos coincide con los síntomas de la persona enferma.

El Dr. Hahnemann y sus primeros seguidores condujeron más experimentos, en los que dieron grandes cantidades de hierbas, minerales y extractos de animales a personas sanas y registraron todos los síntomas que estas personas desarrollaron. Más tarde, el Dr. Hahnemann compiló estos experimentos en un libro, *Materia Medica*, una guía de referencia publicada por primera vez en 1811 que ayuda a los profesionales a relacionar los síntomas de un paciente con el remedio homeopático correspondiente.

Curarse con veneno

Pero el Dr. Hahnemann tuvo que vencer un obstáculo grande. Algunas de las sustancias que usó, tales como arsénico, mercurio y belladona, eran venenosas. Entonces diluyó las sustancias en agua y alcohol hasta que creyó tener dosis seguras que irían a iniciar la curación en el cuerpo sin causar ningún efecto perjudicial. En realidad, el Dr. Hahnemann teorizó que mientras las dosis fueran más pequeñas, el remedio no solamente se volvería menos tóxico sino que en realidad se volvería también más potente y efectivo.

Actualmente, más de 1,200 sustancias son reconocidas como remedios homeopáticos. Estos remedios se diluyen de manera que una gota de una medicina se mezcle con 9 ó 99 gotas de una solución que sea 87 por ciento alcohol y 13 por ciento agua destilada, creando una dilución de 1 a 10 o de 1 a 100, dice el Dr. Chris Meletis, un médico naturopático en Portland, Oregon. Esta mezcla se agita fuertemente, luego una gota de la mezcla se diluye y se agita en otras 9 ó 99 gotas de solución. Después de aproximadamente 24 diluciones, generalmente ya no queda en la solución ninguna molécula de la medicina homeopática original, dice el Dr. Meletis. Este proceso, sin embargo, continúa frecuentemente por 1,000 diluciones y agitaciones o más para aumentar la potencia de la solución, dicen los homeópatas.

Los remedios homeopáticos son regulados por la Dirección de Alimentación y Fármacos. Disponibles en pastillas, polvo o líquido, estos remedios se consideran tan seguros que el 95 por ciento de ellos son de venta libre en muchas tiendas de productos naturales en los Estados Unidos, de acuerdo con el Centro Nacional para la Homeopatía. (Cuando los compre, recuerde que los remedios cuyas etiquetas tienen una X han sido diluidos de 1 a 10, mientras que los que tienen una C, que son más potentes, han sido diluidos de 1 a 100. Entonces un remedio 3C, por ejemplo, ha sido diluido tres veces de 1 a 100 y es el equivalente a una gota de remedio homeopático en un millón de gotas de una solución de agua y alcohol.)

"Incluso los venenos tienen un propósito en este mundo si se los usa apropiadamente", dice la Dra. Deborah Gordon, médica homeópata en Ashland, Oregon. "Lo importante que hay que recordar sobre los remedios es que estamos usando cantidades bien pequeñas que se diluyen al punto de que son simplemente un reflejo de las sustancias."

Nuevas pruebas científicas

Mucho del apoyo a la homeopatía es anecdótico. Pero los proponentes dicen que la mayoría de los estudios convencionales de medicina sobre la homeopatía no son perfectos porque intentan medir la efectividad de un remedio homeopático en su lucha contra una enfermedad. Dado que los homeópatas creen que los individuos pueden tener la misma enfermedad pero distintos síntomas y por lo tanto necesitan distintos remedios, sostienen que cualquier estudio que requiera que cada participante reciba el mismo remedio homeopático está destinado a dar resultados no concluyentes.

"Los médicos homeópatas han estado siempre más involucrados en el cuidado de sus pacientes y no han tenido el tiempo o la motivación para realizar este tipo de estudios controlados", dice la Dra. Panos.

Eso está cambiando, sin embargo, ya que más homeópatas conducen más investigaciones que los proponentes dicen que probablemente probarán que la homeopatía funciona. En un estudio de 478 personas que tenían síntomas de gripe, científicos franceses descubrieron que el 17 por ciento de los que recibieron tratamiento homeopático mejoraron dentro de las 48 horas de haber iniciado el tratamiento en comparación con el 10 por ciento de los individuos que tomaron placebos, compuestos que se parecen a las medicinas verdaderas pero que no tienen efecto farmacológico.

Un grupo de 40 niños nicaragüenses que recibieron tratamiento homeopático se recuperaron de ataques de diarrea aproximadamente, en promedio, un día antes que los niños que tomaron placebos, según investigadores de la Universidad de Washington en Seattle.

En otro estudio citado por homeópatas, investigadores escoceses le dieron remedios homeopáticos a base de hierbas a 56 personas con fiebre del heno. Después de cinco semanas, estas personas eran menos propensas a sufrir de goteo de la nariz, ojos irritados y otros síntomas de la fiebre del heno que otro grupo que había tomado placebos.

El agitar puede curar

Aunque estos estudios sugieren que la homeopatía puede ser efectiva, nadie sabe realmente cómo funciona. Pero parte de la respuesta puede tener que ver con las diluciones y agitaciones mencionadas anteriormente.

El Dr. Hahnemann creía que agitar vigorosamente la solución durante cada dilución libera una esencia como el "espíritu" que tiene el potencial de curar el cuerpo.

Ahora algunos homeópatas piensan que conocen la ciencia detrás de la idea del Dr. Hahnemann. Las agitaciones, creen, cargan una solución con una impresión electromagnética de la sustancia homeopática original. Esta

CÓMO AUMENTAR SU PODER CURATIVO

A continuación hay algunas cosas que usted puede hacer para aumentar la efectividad de un remedio homeopático.

Primero, mantenga su remedio en un lugar frío y oscuro, alejado de la luz directa del sol y de temperaturas más altas que 100°F (36°C). Evite exponer el remedio a olores fuertes tales como perfumes o bolas de naftalina, los cuales puede disminuir su efectividad, dice Dana Ullman, fundador y presidente de la Fundación para Educación e Investigación Homeopática en Berkeley, California.

Evite el café, porque muchos remedios son afectados adversamente por los aceites esenciales del café que le dan el sabor a esa bebida, dice la Dra. Maesimund Panos, médica homeópata en Tipp City, Ohio.

Evite los bálsamos, las cremas faciales y otros productos que contengan alcanfor mientras esté tomando un remedio homeopático, ya que en raras ocasiones, según dice Ullman, el alcanfor puede neutralizar la eficacia del remedio.

Tampoco debe usar pastas de diente o enjuagues bucales con sabor a menta por al menos una hora antes y luego una hora después de que

impresión permanece por mucho tiempo después de que las moléculas de la sustancia original han sido diluidas. Puede ser el modelo claro de energía electromagnética de cada remedio que sacude las defensas del cuerpo y las pone en acción contra una dolencia específica, dice la Dra. Panos.

Investigadores de la Escuela de Medicina de la Universidad Allegheny de las Ciencias de la Salud (antes el Colegio de Medicina Hahnemann) en Filadelfia, por ejemplo, examinaron 23 remedios homeopáticos para determinar la resonancia magnética nuclear, una medición de la actividad de las moléculas pequeñas. Los investigadores descubrieron que los remedios homeopáticos tenían partículas subatómicas activas —una señal de que los remedios habían sido activados— mientras que las partículas subatómicas en un grupo de remedios de placebo estaban inactivas.

"La clave está en la agitación", dice Kelvin Levitt, P.D., farmacéutico en Randallstown, Maryland, que ha hecho y usado remedios homeopáticos

usted se tome un remedio homeopático, dice Richard D. Fischer, D.D.S., dentista y homeópata en Annandale, Virginia, y presidente de la Academia Internacional de Toxicología y Medicina Oral. Igual al alcanfor, la menta puede ser un antídoto a un remedio. Las pastas dentífricas homeopáticas que contienen ingredientes seguros para usar con remedios homeopáticos están disponibles en muchas de las tiendas de productos naturales. Para conseguirlas, consulte la lista de tiendas en la página 173.

Evite usar frazadas eléctricas, porque pueden causar molestias leves en el sistema nervioso del cuerpo y esto puede dificultar el funcionamiento del remedio, dice Ullman. "Es una complicación poco común, pero algunos homeópatas han notado que por alguna razón desconocida las frazadas eléctricas pueden actuar como antídotos", dice.

Tome no más de tres dosis de un remedio en un día a menos que su homeópata le haya indicado más, dice la Dra. Deborah Gordon, médica homeópata en Ashland, Oregon. Deje de tomar el remedio cuando empiece a sentirse mejor, porque dosis excesivas de medicina homeopática pueden en realidad reavivar los síntomas que usted está tratando de eliminar.

durante más de 17 años. "Libera energía curativa pura en la solución y cuando usted la toma, eso es lo que hace que el cuerpo empiece a curarse."

Cómo trabajan los homeópatas

Antes de que usted se trate solo o vaya a un homeópata, hay algunas cosas que debe saber. Primero, los homeópatas dicen que ellos no tratan enfermedades específicas. En cambio, tratan a la persona entera basado en todos sus síntomas emocionales y físicos. Entonces de acuerdo a sus síntomas, a una persona que tiene una verruga y a una persona que tiene un dolor de cabeza se les puede dar el mismo remedio.

Por otra parte, los homeópatas creen que dos personas con la misma enfermedad pueden tener síntomas bien diferentes y necesitar remedios muy distintos.

Es poco probable, por ejemplo, que su migraña y la migraña de su jefe sean similares, dice la Dra. Panos. Usted se puede sentir mejor con hielo en la cabeza, pero su jefe se puede sentir mejor con una toalla caliente. Puede ser que usted se sienta malísimo si se mueve, mientras el dolor de su jefe posiblemente se le alivie si él se levanta y camina. Usted puede sufrir sus migrañas por la mañana, pero él puede tenerlas por la tarde.

"Nadie, desde el punto de vista homeopático, es un caso típico, porque todos somos individuos", dice la Dra. Panos. "El enfoque principal de la homeopatía es determinar qué síntomas están presentes en cada individuo."

A diferencia a un médico que le daría una aspirina para el dolor de cabeza, un descongestivo para la nariz, unas pastillas para el dolor de garganta y un sedante para calmar la ansiedad, un homeópata busca un solo remedio que ayude con todos los síntomas.

"Cuando una persona está enferma, nosotros buscamos el remedio que en las pruebas causó los síntomas más similares a los síntomas físicos y emocionales que muestra el paciente", dice la Dra. Panos. "Para mejores resultados, es necesario encontrar el remedio que sea más parecido."

Con frecuencia un homeópata dedica más de una hora a cada nuevo paciente y trata de aprender lo más posible sobre todos sus síntomas. Un homeópata, por ejemplo, le puede preguntar si se siente peor a alguna hora particular del día, si ansía comer determinados alimentos tales como limones o tocino o si ha desarrollado ansiedades repentinas como miedo al agua o a los perros.

"Los síntomas comunes tienen muy poco valor como herramienta para recetar", dice la Dra. Panos. "Saber que usted tiene tos realmente no nos dice mucho. Pero hay ciertas características de la tos, tales como si ocurre cuando usted entra a una habitación climatizada o cuando está afuera, que nos ayuda a encontrar el remedio adecuado." Por esta razón, cuando usted vea los remedios homeopáticos aplicados a distintas enfermedades en este libro, verá que en muchos casos el remedio se recomienda a base de los síntomas que uno esté experimentando.

Ayúdese

Aunque parezca complicado, los homeópatas dicen que lo básico es fácil de aprender y mucha gente puede desarrollar suficientes aptitudes homeopáticas para tratar en el hogar la mayoría de las dolencias menores de la familia.

"La gente que usa la homeopatía como cuidado primario en el hogar o como primeros auxilios no tiene que ir al médico muy seguido y lo hacen solamente por problemas realmente serios", dice la Dra. Jacquelyn Wilson, médica homeópata de San Diego. "Pueden manejar muchos problemas en casa y nunca tienen que ir de nuevo al médico por cosas como dolores de oído, resfriados (catarros), gripes, sarpullidos y dolores de garganta."

Pruebe los remedios sugeridos en este libro, pero si está seriamente decidido a usar la homeopatía más extensamente, entonces los profesionales sugieren que obtenga por lo menos 20 horas de instrucción de un homeópata entrenado o participe de un grupo de estudio de autoayuda.

Si usted no está seguro de qué remedio es mejor para su afección, muchas tiendas de productos naturales venden combinaciones de remedios homeopáticos para dolencias menores tales como resfriados, gripes, dolores de cabeza y alergias. Dado que estas combinaciones contienen varios remedios homeopáticos que se usan comúnmente para tratar una dolencia, los proponentes dicen que es muy probable que el remedio que usted necesite esté presente en la mezcla. Los otros remedios no deberían tener ningún efecto.

Pero si los síntomas persisten, ya sea que esté tomando un solo remedio o una combinación, consulte al homeópata. Éste puede recomendarle otro remedio homeopático o sugerir cuidados convencionales tales como antibióticos o cirugía si usted tiene una infección o una enfermedad grave, una quemadura seria, hemorragia interna, huesos rotos u otro problema médico severo.

"En algunos casos es mejor someterse a cirugía u otro tratamiento y luego usar la homeopatía para ayudar al cuerpo a curarse posteriormente", dice la Dra. Cynthia Mervis Watson, médica familiar especializada en terapias de hierbas y homeopatía en Santa Mónica, California.

JUGOS

Exprimir para vivir mejor

Los jugos de fruta y verduras no son nada nuevo en la dieta estadounidense. En las cafeterías de hospitales y en los restaurantes de comida rápida, y también en nuestras propias cocinas, un desayuno no es un desayuno sin el jugo de naranja. Los jugos vienen ahora en paquetes especiales diseñados para que los niños pequeños puedan tomarlos con sus manos pequeñas, y para que los adultos conscientes de su salud los beban todo el día como una alternativa sabrosa a las sodas.

Pero como más y más personas están descubriendo, los jugos de frutas y verduras no sólo son deliciosos. Según los profesionales de la medicina alternativa, estos néctares sabrosos son tónicos naturales y ofrecen una manera segura y económica de estimular la digestión, aumentar su inmunidad y fomentar la eliminación de toxinas. Se cree también que los jugos frescos son un arma potente contra las enfermedades; los estudios muestran que los jugos pueden acelerar la curación de infecciones e incluso ayudar a curar úlceras de estómago. Y cuando se usan en conjunto con los otros métodos de curación natural como las hierbas, la homeopatía y la terapia de alimentos, los jugos frescos pueden crear la mejor base nutritiva para aumentar las capacidades curativas naturales del cuerpo.

Aunque los estadounidenses preocupados por su salud empezaron a tomar jugos en la década de los años 70, el hábito de tomar jugos no empezó ayer. La terapia de jugos ha sido por mucho tiempo un componente de Ayurveda, un sistema tradicional de medicina que se originó en la India hace 5,000 años, dice el Dr. John Peterson, profesional ayurvédico en Muncie, Indiana.

En Ayurveda, se usan jugos específicos para fortalecer cada tejido o *dhatue* del cuerpo. Los que ejercen Ayurveda creen que el estrés, el desequilibrio emocional y la mala digestión pueden bloquear la absorción normal de nutrientes por parte del cuerpo, lo cual trae como consecuencia desnutrición y enfermedad. Al recetar jugos específicos para fortalecer el tejido débil, el Dr. Peterson dice que ha tenido resultados excelentes con afecciones tan variadas como anemia, estreñimiento y artritis.

Actualmente los jugos son usados por médicos naturópatas que tratan a sus pacientes con una combinación de métodos de curación natural, entre ellos la homeopatía, las hierbas, las vitaminas, los consejos sobre la nutrición y la acupuntura. En la Clínica Naturopática del Noroeste en Portland, Oregon, el naturópata Steven Bailey, N.D., usa un ayuno supervisado de jugos con muchos pacientes, entre ellos personas con artritis, cáncer y SIDA. Durante el ayuno, los pacientes del Dr. Bailey se abstienen de ingerir alimentos por varios días, y se alimentan con dosis grandes de jugos frescos de frutas y verduras.

"Ayunar con jugos aumenta la capacidad curativa natural del cuerpo", explica el Dr. Bailey. "Los jugos proporcionan una nutrición óptima y lleva muy poca energía digerirlos. Y como resultado de que usted no se pasa seis horas tratando de digerir una comida alta en grasa y rica en proteínas, su cuerpo tiene más energía para dedicar a repararse."

El ayuno con jugos también ayuda a identificar sensibilidades de comidas, un factor principal en afecciones del sistema inmunológico como la artritis, el asma y el síndrome de fatiga crónica, según dice el Dr. Bailey. Al volver a comer gradualmente después del ayuno, muchos de los pacientes descubren que sus síntomas empeoran cuando comen ciertos alimentos. "La mayoría de mis pacientes no se dan cuenta de que son sensibles a ciertos alimentos hasta que empiezan un ayuno con jugos, ven una mejoría en sus síntomas y luego se enferman otra vez cuando empiezan a comer comidas tan comunes como maíz (elotes), trigo y tomates (jitomates)", dice él.

"Quitar el alérgeno de la dieta libera al sistema inmunológico de un peso tremendo, de manera que pueda combatir enfermedades más efectivamente."

Aunque muchos se han beneficiado con el ayuno de jugos, éste no es para todos. Una afección médica oculta como la diabetes o la hipoglicemia puede hacer el ayuno peligroso sin una supervisión médica cuidadosa. Por lo tanto, asegúrese de obtener consejo profesional antes de empezar un ayuno.

Para aquellos cuyos estilos de vida activos hacen el ayuno poco práctico, una dieta "limpiadora" ofrece muchos de los mismos beneficios que un ayuno con jugos, dice el médico naturópata Robert Broadwell, N.D., director del Instituto de Medicina Alternativa en Fountain Valley, California. Por dos o tres días, los pacientes del Dr. Broadwell siguen una dieta de frutas y verduras crudas complementadas con gran cantidad de jugos frescos; el jugo de remolacha (betabel) diluida es particularmente efectivo para estimular el hígado, dice el Dr. Broadwell. "Esto permite al cuerpo eliminar toxinas acumuladas a causa de una mala dieta o del uso prolongado de antibióticos."

CÓMO ESCOGER EL MEJOR EXPRIMIDOR

Se requiere un aparato poderoso para destilar una verdura dura y fibrosa en un cóctel suave y dulce. Dado que no puede separar el líquido de la pulpa, su exprimidor de jugos (juguera) puede solamente convertir las frutas y verduras en una pasta blanda y poco atractiva. Y aunque el sistema viejo de escurrir con las manos todavía funciona para los cítricos, no es de mucha ayuda para las remolachas (betabeles) y zanahorias.

Para hacerlo bien, usted necesitará un exprimidor eléctrico, que se vende en la mayoría de las tiendas de departamentos y en las tiendas de productos naturales. Aunque los exprimidores se pueden comprar por tan poco como $25 o tanto como $2,000, los mejores valores están entre $100 y $200, sugiere Cherie Calbom, M.S., nutricionista certificada de Kirkland, Washington, quien dice que ha probado casi todas los exprimidores en el mercado.

Los exprimidores vienen en dos modelos básicos: el tipo masticador, que "mastica" la fruta y la convierte en una pasta y luego exprime la pasta por un tamiz (criba, cedazo), y el tipo centrifugador, que corta y hace girar la fruta en una canasta de engranaje rotativo y separa el jugo de la pulpa. Los

Una dieta de alimentos crudos con suficiente cantidad de jugos frescos es segura para casi todas las personas, dice el Dr. Broadwell. Él considera que la dieta limpiadora es especialmente buena para tratar afecciones degenerativas crónicas como las enfermedades cardíacas y la artritis.

Toma que toma

Los jugos no se toman solamente para tratar enfermedades; también son una forma segura y económica de medicina preventiva. Los estudios demuestran que una dieta rica en frutas y verduras disminuye nuestro riesgo de desarrollar varias enfermedades degenerativas crónicas, entre ellas cáncer, diabetes y cardiopatías. Pero a pesar de las organizaciones tales como el

dos tipos son rápidos y efectivos. La mayoría de los exprimidores que se venden en las tiendas de departamentos son del tipo centrifugador; la mayoría de las tiendas de productos naturales tienen de los dos tipos.

Cualquiera que sea el modelo que elija, Calbom recomienda que el exprimidor tenga por lo menos 0.4 caballos de fuerza. Costará más, admite, pero si se cuida adecuadamente, puede durar 20 años o más. Ella prefiere las máquinas que expulsan la pulpa por un lado y vierten el jugo desde el otro. "Si usted está haciendo una cantidad grande de jugo, le ahorra el problema de tener que parar para vaciar el colector de pulpa", dice Calbom. Por otra parte, si está haciendo jugo para una o dos personas, el expulsor de pulpa no es necesario, dice Stephen Blauer, ex-director del Instituto de Salud Hipócrates, una clínica naturopática en Boston.

Sobre todo, su exprimidor debe ser fácil de limpiar; mientras menos piezas tenga, mejor. "Realmente no importa cuán buena sea la máquina si es mucho trabajo limpiarla, porque no la usará", dice Calbom.

Blauer usa un exprimidor que se desarma en cuatro piezas seguras para lavar en el lavaplatos. "Ahorra mucho tiempo", dice él.

Instituto Nacional de Cáncer en Rockville, Maryland, y la Sociedad de Cáncer de los Estados Unidos que nos alientan a comer más frutas y verduras, a muchas personas todavía no se les ha entrado este consejo. Un estudio demostró que menos de un 10 por ciento de los estadounidenses come las dos frutas y tres verduras que se recomienda comer al día.

Unos pocos vasos de jugo fresco cada día constituyen una buena manera de aumentar la densidad nutritiva de nuestras dietas, dice Cherie Calbom, M.S., nutricionista certificada en Kirkland, Washington. "No hay muchas personas que se las arreglan para comer una libra de zanahorias crudas al día. Pero cualquiera puede encontrar el tiempo para beberse un vaso de 8 onzas (240 ml) de jugo."

Ese vaso de ocho onzas de jugo de zanahoria contiene un impacto nutritivo de vitaminas importantes, con más de diez veces la Asignación

PAUTAS PARA EXPRIMIR

En cuanto haya seleccionado las frutas y los vegetales que va a exprimir, es importante usarlos tan rápidamente como sea posible. Las siguientes pautas son sugeridas por Cherie Calbom, M.S., nutricionista certificada de Kirkland, Washington.

- Lave bien las frutas o vegetales con un cepillo de vegetal (búsquelos en las tiendas bajo el nombre *"vegetable brush"*) antes de hacer el jugo. Si los productos que usted va a exprimir no son orgánicos sino los comunes de la bodega o supermercado, remójelos en agua tibia con una gota de jabón puro de Castilla, lo cual se consigue en la mayoría de las tiendas de productos naturales, agrega Stephen Blauer, ex-director del Instituto de Salud Hipócrates, una clínica naturopática en Boston. Una gota de detergente para lavar platos también funciona.

- Si una fruta o verdura ha sido encerado, asegúrese de pelarla antes de hacer el jugo. Aunque la cera en sí misma no le hará daño, practicamente hace que sea imposible quitar los residuos de pesticidas de la piel.

- Quite todas las semillas y huesos (cuescos, pepas). Cuando no esté usando un exprimidor de jugos (juguera) hecho específicamente para frutas cítricas, asegúrese de pelarlas antes de hacer el jugo. La piel de las naranjas y las toronjas (pomelos) contiene un aceite tóxico que es un ingrediente activo en algunos productos de limpieza del hogar, según dice Calbom. Sin embargo, trate de dejar tanto como sea

Dietética Recomendada de vitamina A y tanta vitamina C como dos plátanos amarillos (guineos).

Lo que los jugos no pueden proveer, sin embargo, es fibra —por lo menos no la cantidad de 20 a 35 gramos que los adultos necesitan cada día. Nuestro vaso de ocho onzas de jugo de zanahoria contiene solamente 2 gramos de fibra, en comparación con los 14 gramos en la libra de zanahorias que lleva hacer una taza de jugo. La fibra es esencial para una digestión sana y puede incluso ayudar a prevenir ciertos tipos de cáncer. "Tomar jugo no debe sustituir la ingestión de frutas ricas en fibras, verduras y granos integrales", enfatiza Calbom.

"Yo aliento a las personas a que consideren los jugos como un suplemento de una dieta sana", dice. "Si siguiéramos una dieta perfecta, comeríamos y bebiéramos las verduras crudas. Pero cuando consideramos

posible de la parte blanca y medulosa porque esta parte está cargada de la vitamina C y flavonoides.

- Corte las frutas y verduras en pedazos lo suficientemente pequeños para que quepan fácilmente en un exprimidor. Pique y bote todas las partes que parezcan estar dañadas o en mal estado; éstas no agregan ningún valor nutritivo y pueden afectar el gusto del jugo.

- Lave y exprima todos los tallos o semillas todavía adheridos a la fruta o la verdura. En muchos casos, estos son ricos en valor mineral. Las excepciones son los de la zanahoria y el ruibarbo, los cuales pueden ser tóxicos.

- Ciertas frutas, como el plátano (guineo) y el aguacate (palta), contienen muy poca agua y no se pueden usar para hacer jugos. Si usted quiere incluirlas en una receta de jugo, haga jugo con todas las otras frutas, que sí tienen bastante agua. Luego, vierta este jugo en una licuadora (batidora) y agregue los plátanos o aguacates pelados y lícuelos todos juntos.

- Las frutas y verduras importadas se deben evitar cada vez que sea posible porque contienen residuos de pesticidas más perjudiciales que los productos domésticos. Pero si los debe usar, pélelos antes de hacer el jugo.

- Para un beneficio máximo, sirva el jugo inmediatamente. Los jugos guardados en el refrigerador pierden su valor nutritivo muy rápidamente.

que la mayoría de los estadounidenses no hacen ninguna de esas dos cosas, agregar algunos vasos de jugo fresco cada día puede ayudar mucho a mejorar la dieta de la persona común."

Cargados con capacidad curativa

Los jugos frescos tienen más que ofrecer que las vitaminas y los minerales. Un cuerpo creciente de investigación científica sugiere que cuando se trata de los beneficios de salud del producto fresco, las vitaminas y los minerales pueden ser tan sólo la punta del témpano.

"Las frutas y las verduras tienen propiedades terapéuticas que la ciencia está solamente empezando a entender", dice Stephen Blauer, ex-director del Instituto de Salud Hipócrates, una clínica naturopática en

Boston, Massachusetts. "Sabemos mucho sobre las vitaminas y minerales, pero hay muchas otras sustancias en frutas y verduras que no han sido tan bien estudiadas."

Conocidas colectivamente como anutrientes, estas sustancias incluyen pigmentos, lo cual le da a las plantas su color, y enzimas, sustancias producidas en las plantas para ayudar a los humanos a digerirlas.

Probablemente los pigmentos más conocidos son los carotenos, los cuales son responsables de los colores vívidos de verduras tales como las zanahorias, las batatas dulces (camotes, *sweet potatoes*) y el *squash*. Aunque los científicos han identificado más de 400 carotenos distintos, el más famoso es el betacaroteno, un nutriente poderoso que el cuerpo convierte fácilmente en la vitamina A. Los estudios indican que el betacaroteno tiene propiedades anticáncer potentes y puede en realidad revertir afecciones precancerosas tales como la leucoplaquia oral, un modelo de crecimiento celular anormal que frecuentemente lleva al cáncer de boca en personas que mastican tabaco. Estudios adicionales indican que otros miembros de la familia de los carotenos pueden tener un potencial similar para combatir el cáncer.

Un segundo grupo de pigmentos con poder curativo potencial se llama los flavonoides, presentes en verduras, frutas y bebidas como el té. Los flavonoides le dan a las frutas y las flores su tinte vibrante. Mientras los científicos estadounidenses tienen todavía que estudiar los flavonoides en detalle, investigadores europeos han empezado a estudiar los beneficios de salud de estos pigmentos. Un estudio holandés de cinco años realizado con 805 hombres mayores descubrió que aquellos que consumían regularmente frutas y verduras ricas en flavonoides eran menos propensos a morir de enfermedades cardíacas que aquellos que ingerían menos cantidades, independientemente de qué otros nutrientes ingerían.

Las frutas y verduras crudas son también ricas en enzimas, las cuales son sustancias producidas en el tejido de las plantas que producen las muchas reacciones químicas necesarias para la digestión humana. "Las comidas naturales vienen 'empaquetadas' con las enzimas adecuadas para ayudarnos a digerirlas", dice Blauer. "Pero cuando usted destruye esas enzimas, como en el caso de comidas altamente refinadas y procesadas, el cuerpo tiene que fabricar las suyas propias y termina trabajando muy fuertemente para procesar los alimentos. Esta no es la forma en que la digestión humana fue diseñada para funcionar."

Tiene que estar fresco

Es importante notar que cuando estos expertos recomiendan jugos, no están hablando de los jugos preempaquetados que se venden en supermercados. "Los jugos procesados tienen muy poco en común con los jugos frescos, nutritiva o estéticamente", dice Blauer.

Aunque los jugos frescos y los preempaquetados pueden tener el mismo comienzo, todos los jugos que se compran en las tiendas están pasteurizados, un proceso que implica el calentamiento del jugo a temperaturas muy altas para maximizar la vida del producto en el estante. Aunque es un proceso necesario para evitar que el producto se eche a perder, la pasteurización destruye muchas de las vitaminas frágiles y enzimas del jugo, de acuerdo a Blauer. Si bien los jugos comprados en el supermercado son mejores para usted que las sodas, el café o el alcohol, no se considera que tengan mucho valor terapéutico.

Para cosechar los beneficios de salud de los jugos, usted necesita comprar un exprimidor de jugos (juguera) para el hogar, que se vende en la mayoría de las tiendas grandes o de productos naturales a precios de entre $25 y $2,000. Aunque esto requiere algún gasto inicial, la popularidad creciente de los jugos ha atraído a un número de nuevos fabricantes al mercado, y los precios son más competitivos que nunca. "Un exprimidor es una de las mejores inversiones que usted puede hacer para su salud", dice Calbom. (Para saber qué es lo que tiene buscar cuando compre un exprimidor, vea "Cómo escoger el mejor exprimidor" en la página 52.)

Opte por lo orgánico

Las frutas y las verduras dentro de los jugos determinan cuán sanos son, de manera que es muy importante elegir productos de la mejor calidad. La mayoría de los expertos prefiere los productos orgánicos, frutas y verduras cultivadas sin los pesticidas que se usan en casi toda la agricultura corriente.

"Sabemos tan poco acerca de los efectos a largo plazo de los pesticidas", advierte Calbom. "Para mí, esa es razón suficiente para evitarlos." Comprar productos orgánicos también ofrece nutrientes más valiosos por su dinero, dice el Dr. Bailey, ya que los granjeros orgánicos protegen el contenido mineral de su suelo.

Si usted hace jugos todos los días y piensa que los productos orgánicos son demasiado caros, todavía puede reducir su exposición a pesticidas si elige versiones orgánicas de solamente las frutas y verduras que usted come más frecuentemente y si lava los productos del supermercado para quitarles los residuos de pesticidas.

Sin embargo, evite los productos importados cuando sea posible, ya que muchos pesticidas que han sido prohibidos en los Estados Unidos todavía son legales en otros países. Si debe usar productos importados, asegúrese de pelarlos antes de hacer el jugo.

Cada vez que sea posible, compre frutas y verduras cultivadas localmente; son generalmente más frescas y más baratas que aquellas que se envían de otras partes del país. Para encontrar variedad, explore los mercados de granjeros locales (*farmers' markets*) y los puestos al lado del camino, y esté alerta a las granjas donde usted mismo puede recoger los productos y elegir sus propios melocotones (duraznos), chícharos (guisantes), manzanas o fresas.

Para un máximo beneficio, beba su jugo inmediatamente después de prepararlo; no más de media hora más tarde es lo mejor. Los jugos guardados en el refrigerador pierden su valor nutritivo muy rápidamente. Tan pronto como una fruta o una verdura es procesada en su exprimidor, las enzimas naturales en el jugo empiezan a descomponer los otros nutrientes. Ya que las verduras contienen más enzimas que las frutas, sus nutrientes son reducidos más rápidamente. "Una vez que los jugos de verduras empiezan a volverse espesos, todo lo que queda es agua, minerales y calorías", dice el Dr. Bailey. (Para más información sobre cómo maximizar los beneficios de salud de los jugos, vea "Pautas para exprimir" en la página 54.)

MASAJE

Mano a mano con la enfermedad

En los días antes de que hubiera la aspirina, las almohadillas y los *Jacuzzi*, los humanos trataban sus cuerpos doloridos a la antigua: con masajes. Cuando el hombre de las cavernas se torció una rodilla, se la frotó. Cuando una princesa griega sufrió un dolor en las sienes, se las frotó. Y si habían comido demasiado en sus fiestas, los romanos les añadían un toque final a éstas: la frotación de sus dedos sobre sus barriguitas doloridas.

De muchas maneras, el masaje es el más natural de los remedios naturales. Tocarse el cuerpo donde duele parece ser un instinto básico, como correr y alejarse del peligro o comer cuando se tiene hambre. Y los expertos dicen que el masaje, independientemente de cuán humilde o de baja tecnología parezca, puede ser un método curativo poderoso.

"Realmente nos hace sentir muy bien, y puede ser una gran ayuda para la curación", dice Vincent Iuppo, N.D., médico naturópata, masajista y director del Instituto Morris de Terapias Naturales en Denville, Neuva Jersey. "El masaje es una de las mejores formas de ayuda para la circulación de la sangre, las articulaciones doloridas, los dolores de cabeza y muchos otros problemas."

El masaje ha experimentado un gran desarrollo a través de los siglos. Personas en todo el mundo han desarrollado técnicas especiales, desde el famoso masaje sueco hasta las formas menos conocidas pero crecientes como *Hellerwork*, *Trager* y craniosacral. Muchas de estas terapias requieren años de entrenamiento para dominarlas y no se pueden ejercer en uno mismo. Pero los expertos dicen que sí hay técnicas de automasaje que usted puede usar en sí mismo para ayudar a aliviar muchos problemas comunes de salud. Puede eliminar el estrés, los dolores de cabeza, aliviar las piernas cansadas y los calambres musculares y más —todo con técnicas que sólo requieren práctica, un lugar tranquilo y cálido y un poquito de aceite de masaje, el cual usted puede hacer con ingredientes de su cocina.

El masaje sueco

El masaje ha existido por al menos 5,000 años, dice el Dr. Iuppo. Los chinos, japoneses, griegos, romanos, egipcios y casi todas las culturas han practicado alguna forma de manipulación del cuerpo para aliviar el dolor y prevenir o curar enfermedades. En distintos idiomas, se ha hecho referencia al masaje como *toogi-toogi, anmo* y *nuad bo-ram*.

En el siglo XIX, un sueco llamado Peter Hendrik Ling comenzó a desarrollar lo que es ahora la forma más ampliamente conocida y estudiada de masaje en el mundo occidental: el masaje sueco. Ling, un esgrimista experto, incorporó la gimnasia, el movimiento y el masaje en un régimen de cuidado de salud que llamó la Cura de Movimiento Sueco. Fue el primer occidental en los tiempos modernos que sistematizó el masaje, y estableció una academia en Suecia para enseñar sus técnicas. Los seguidores de Ling han refinado sus técnicas en una serie de maniobras.

Si alguna vez ha recibido un masaje sueco completo, usted sabe cuán relajante puede ser. Pero muchos expertos en masajes creen que ofrece también otros beneficios, entre ellos:

- Reducción de la tensión muscular

- Estimulación o relajamiento del sistema nervioso

- Mejoramiento de la condición de la piel

- Mejoramiento de la circulación de la sangre

- Mejoramiento de la digestión y función intestinal

- Aumento en la movilidad de las articulaciones

- Alivio de dolores crónicos

- Reducción de hinchazones e inflamaciones

Un terapeuta entrenado en masaje sueco usa golpes suaves y ligeros para trabajar sobre el cuerpo entero, aliviando la tensión muscular y relajando las articulaciones doloridas. Los terapeutas de masajes suecos usan cinco movimientos básicos que cualquiera puede aprender y usar para hacerse masajes a sí mismos o a otros. Ellos son:

- *Effleurage,* una palabra francesa que significa "deslizar". Es una técnica de calentamiento que le permite a la persona acostumbrarse a sentir las manos del terapeuta. Principalmente, el movimiento deslizante mejora primeramente la circulación, dice Elliot Greene, ex presidente de la Asociación Estadounidense de Terapia de Masaje.

- *Petrissage,* una técnica en la que usted suavemente agarra y levanta los músculos, tirándolos en dirección opuesta a los huesos. Usted puede después "amasar" los músculos, estirándolos y apretándolos. Los masajistas creen que este movimiento ayuda a aliviar los músculos doloridos al eliminar el ácido láctico, un derivado creado por los músculos cuando trabajan demasiado duro. El *petrissage* también puede mejorar la circulación hacia el tejido muscular.

- **Fricción,** la cual utiliza los pulgares y las yemas de los dedos para realizar círculos profundos hacia las partes más gruesas de los músculos y también alrededor de las articulaciones. Estos movimientos circulares pueden ayudar a romper adhesiones, nudos del tejido que se forman cuando las fibras musculares se juntan. Greene dice que la fricción también puede hacer el tejido suave y las articulaciones más flexibles.

- *Tapotement,* que incluye todos los movimientos, toques y golpes ligeros del masaje sueco. Estos se pueden usar con dos propósitos. Unos pocos segundos de *tapotement* puede vigorizar los músculos, estimulándolos y dándole también a usted un arranque de energía. Pero si usa la técnica por un período más largo, empezará a fatigar y relajar el músculo —lo cual resulta bien para músculos acalambrados, torcidos o en espasmo.

- **Vibración,** cuyos movimientos utilizan la presión de los dedos o las manos allanadas firmemente sobre los músculos, y luego el agitar del área rápidamente por unos pocos segundos. Esto puede ayudar a estimular su sistema nervioso, dicen los expertos, y puede mejorar la circulación y la función de las glándulas.

Para instrucciones específicas en estas técnicas, vea las ilustraciones que comienzan en la página 159.

Sus efectos fisiológicos

Aunque el masaje es más viejo que cualquier libro de historia, desde 1920 ha habido estudios científicos relativamente pequeños acerca de cómo afecta al cuerpo. Sin embargo, una reactivación de la investigación ha empezado a desentrañar el misterio de cómo funciona el masaje, dice Tiffany Field, Ph.D., directora del Instituto de Investigación del Tacto en la Escuela de Medicina de la Universidad de Miami.

En primer lugar, el masaje puede desacelerar la liberación por todo el cuerpo de cortisol, la hormona del estrés, dice la Dra. Field. En un estudio realizado con 52 niños hospitalizados, un masaje de espalda de 30 minutos diarios pareció inhibir la producción de cortisol por parte del cuerpo, y los enfermeros también informaron que los niños estaban menos ansiosos y dormían más. La Dra. Field dice que el masaje antes de irse a dormir también parece prolongar la fase más profunda del sueño y da a los músculos y otras partes del cuerpo más tiempo para regenerarse.

Además, el masaje puede aumentar la producción de su cuerpo de otra hormona, serotonina, la cual puede mejorar su ánimo, aumentar su inmunidad y posiblemente protegerlo de migrañas, dice la Dra. Field. Y un estudio realizado con 28 enfermos de cáncer demostró que los hombres que recibieron un masaje de espalda de diez minutos experimentaron un alivio del dolor a corto plazo inmediatamente después de los masajes.

Los distintos tipos de masaje

Suecia es solamente un país, y el masaje sueco es solamente una forma de masaje. Según Greene, las formas más comunes en los Estados Unidos, como el masaje de tejido profundo, el masaje deportivo y el masaje neuromuscular, son refinamientos del masaje sueco.

El **masaje de tejidos profundos** (*deep tissue massage*) se concentra en las tensiones crónicas en los músculos que están muy por debajo de la superficie de su cuerpo. Usted tiene cinco capas de músculos en su espalda, por ejemplo, y mientras el masaje sueco puede ayudar con las dos primeras capas, no hará demasiado directamente por el músculo que está debajo. Las técnicas de músculos profundos requieren generalmente movimientos lentos, presión directa o movimientos de fricción que van a través de la textura de los músculos. Los masajistas usarán sus dedos, los pulgares y de vez en cuando hasta sus codos para aplicar la presión necesaria.

Un terapeuta puede usar masaje sueco en combinación con el de tejidos profundos u otras formas de masajes, dice Greene. "Yo puedo usar técnicas de masaje sueco hasta que encuentre músculos que necesitan técnicas de tejidos profundos", dice.

El **masaje deportivo** (*sports massage*) está diseñado para ayudarlo a entrenarse mejor, sea usted un campeón mundial o un atleta apasionado sólo durante los fines de semana. Las técnicas son las mismas que en las de los masajes suecos y de tejidos profundos, pero Greene dice que el masaje deportivo ha sido adaptado para cumplir con las necesidades especiales del atleta. Los masajes antes de un evento pueden ayudar a calentar los músculos y mejorar la circulación antes de la competencia, y también pueden vigorizar o relajar a un atleta más ayudarlo a concentrarse en la competencia. Los masajes después del evento pueden eliminar del cuerpo los productos de desperdicio y mejorar la recuperación. Los masajes de deportes pueden ayudar a los atletas a prevenir o tratar dolores y molestias menores acumuladas durante el entrenamiento y pueden permitirles entrenarse más efectivamente. Los masajes también ayudan a los atletas a recuperarse de heridas y también para rehabilitarse. Este masaje es más rápido que el sueco y el de tejido profundo, dice Greene.

El **masaje neuromuscular** (*neuromuscular massage*) es una variante del masaje de tejido profundo que se aplica a músculos individuales. Se usa para aumentar la circulación de la sangre, reducir el dolor y liberar la presión en los nervios causada por heridas en los músculos y otros tejidos suaves. El masaje neuromuscular ayuda a liberar puntos de provocación, nudos intensos de músculos tensos que también pueden "derivar" dolor a otras partes del cuerpo. Aliviar un punto provocador de tensión en la espalda, por ejemplo, puede ayudar a aliviar el dolor en el hombro o reducir dolores de cabeza.

Hay muchas otras técnicas menos conocidas que difieren del tradicional masaje sueco.

"En realidad hay un mundo entero de técnicas", dice Dan Bienenfeld, profesional certificado de *Hellerwork*, masajista y director del Centro de Artes Curativas de Los Ángeles, un centro de curación holística que ofrece masajes y otras alternativas naturales de salud. "Usted puede encontrar todo tipo de masajes, desde el tacto suave de los puntos de presión a técnicas bien fuertes. Cada cual le ofrece algo distinto, una manera distinta de curarse."

Algunos masajistas llaman a estas técnicas "trabajo del cuerpo" o *bodywork*. A continuación hay una muestra de algunos de los tipos principales y de los beneficios que se pueden esperar de cada uno.

Rolfing busca reeducar su cuerpo sobre la postura. Cuando la postura es mala, dice Bienenfeld, se puede reflejar en varios problemas de salud, entre ellos dolores de espalda, dolores de cabeza y dolores de articulaciones. *Rolfing* busca realinear y enderezar su cuerpo al trabajar la miofascia, el tejido conector que rodea sus músculos y ayuda a sostener su cuerpo junto. El programa *Rolfing* de diez sesiones, de pies a cabeza, solía ser bastante doloroso, pero Bienenfeld dice que nuevas técnicas que emplean las manos y los codos de un terapeuta son bastante tolerables y tan efectivas para mejorar su postura.

Hellerwork es una rama de *Rolfing* que agrega la reeducación mental y de movimiento al trabajo físico. En una serie de 11 sesiones, usted recibe instrucción sobre cómo romper los malos hábitos de postura —y también obtiene un masaje que se concentra en volver sus músculos y otros tejidos a sus posiciones apropiadas. El resultado puede ser dramático. "A veces podemos aumentar enormemente los espacios en sus articulaciones al punto de que usted puede crecer ¾ de pulgada (2 cm) antes de terminar", dice Bienenfeld.

Aston-Patterning, otra rama de *Rolfing,* se desarrolló para enseñar a la gente a mantener el alineamiento mejorado que se adquiere con *Rolfing. Aston-Patterning* usa reeducación de posturas y enfatiza técnicas de entrenamiento físico.

Masajéese usted mismo

El automasaje no es siempre la solución ideal para sus preocupaciones de salud. A no ser un contorsionista, después de todo es difícil darse a uno mismo un buen masaje en la espalda —y no se puede obtener un relajamiento perfecto en una parte del cuerpo cuando se están trabajando los músculos en otra para hacer el masaje.

Pero si usted está apurado, no puede afrontar el gasto de un masajista y no tiene a alguien que le haga masajes, hay técnicas que puede probar solo. La mayoría son métodos de masaje sueco que se adaptan para uno hacerlos solo. Usted puede fácilmente masajear músculos acalambrados en las piernas o frotarse los hombros para obtener algún alivio.

Para áreas difíciles de acceder como la espalda, usted puede usar pelotas de tenis u otros objetos para ayudarse a masajear los músculos.

Cuando se haga automasaje, asegúrese de encontrar un lugar tranquilo y cálido, libre de corrientes de aire y distracciones. Lleve consigo una almohada y una frazada para no tener frío y estar cómodo. Muchas técnicas requieren el uso de un lubricante, de manera que sus manos se puedan deslizar sobre sus músculos suavemente. Puede comprar cremas, aceites y lociones perfumadas para masajes en muchas tiendas de productos naturales y otras tiendas que venden productos de belleza. Si quiere algo que le quede a mano, usted puede simplemente usar aceite vegetal de su cocina. El Dr. Iuppo dice que los ácidos grasos en el aceite tendrán efecto en su piel, dejándola suave como la piel de un bebé. "Pero si va a usar un aceite vegetal, asegúrese de usar una sábana que no le va a importar perder", dice, "porque el aceite manchará todo lo que toque".

Si está buscando un masaje general para empezar, pruebe un masaje de pies de diez minutos de Elaine Stillerman, L.M.T., masajista de Nueva York. "Puede ser estimulante e increíblemente relajante", dice Stillerman. "Los pies reciben mucho maltrato, sin duda. Un masaje general de pies es poderoso, suave y relajante."

Las instrucciones e ilustraciones para este masaje empiezan en la página 157.

RELAJAMIENTO Y MEDITACIÓN

Cúrelo con un poco de calma

La serenidad sana.

Esa idea es tan antigua como la civilización misma —y tan moderna como las pruebas científicas que demuestran que es cierta.

"El relajamiento y la meditación pueden tener un efecto muy poderoso en el cuerpo", dice Steven Fahrion, Ph.D., director de investigación del Instituto de Ciencias de Vida de la Salud de la Mente y el Cuerpo en Topeka, Kansas. "Lo puede ayudar a enfrentar todo tipo de problemas relacionados con el estrés, entre ellos migrañas, úlceras pépticas y ansiedad. Entonces yo pienso que las personas que desarrollan y mantienen la paz y la tranquilidad mental experimentan curación física y mental."

En realidad, investigadores han descubierto que las técnicas de relajamiento y meditación pueden aumentar la inmunidad, calmar la ira, ayudar a dejar de fumar y aliviar insomnio, dolores de espalda, presión arterial alta, mareos, impotencia, síndrome premenstrual, menopausia y síndrome de intestino irritable. Con cuidado profesional, estas técnicas también pueden ayudar a controlar diabetes, psoriasis, artritis reumatoide, ataques de pánico, fobias y depresión.

"Creo que todo el mundo se puede beneficiar al aprender cómo relajarse. Aprender a neutralizar los efectos del estrés es uno de los aspectos más importantes de la medicina preventiva", dice el Dr. Andrew Weil, profesor de medicina alternativa en la Escuela de Medicina de la Universidad de Arizona en Tucson, director fundador del Centro de Medicina Integral de la Universidad y promotor de la medicina natural y preventiva.

Párelo en seco para su salud

Relajarse y meditar probablemente no sea lo primero que le viene a la mente cuando está atrapado en un embotellamiento (tapón), luchando para no llegar tarde a una reunión o para no tener que enfrentarse a su media naranja enojada.

En esas situaciones, sus músculos se vuelven tensos, su respiración pesada, sus palpitaciones rápidas, sus venas comprimidas, su presión arterial aumenta, empieza a sudar y las vías digestivas se acalambran. A diferencia de nuestros antepasados primitivos, nosotros no podemos "pelear o huir" —las dos respuestas más naturales frente al estrés— cuando estamos en una situación estresante moderna, como un embotellamiento de tráfico. Por lo tanto, estamos crónicamente tensos.

Pero lo que usted debería hacer es calmarse, dice el Dr. Robert S. Eliot, director del Instituto de Medicina del Estrés en Jackson Hole, Wyoming. "Si no puede pelear y si no puede huir, entonces tiene que aprender a fluir", dice.

Eso es porque el estrés excesivo puede afectar negativamente a casi cualquier parte de su cuerpo. El estrés crónico, por ejemplo, puede elevar la presión arterial, el colesterol y el número de plaquetas de la sangre, todo lo cual puede llevar a la arteriosclerosis (endurecimiento de las arterias) y a ataques al corazón. El estrés ha sido vinculado a muchas otras dolencias, desde el resfriado (catarro) común hasta el cáncer de colon. En realidad, ocho de cada diez personas tratadas por médicos de cuidado primario tienen algunos síntomas relacionados con el estrés. El Dr. Eliot dice que en total, las dolencias relacionadas con el estrés le cuestan a la industria estadounidense más de $100 mil millones anualmente en ausentismo y pérdida de productividad.

"Evocar consistentemente la respuesta del estrés con imágenes de peligro en el pasado o estrés en el futuro es equivalente a encender en su cuerpo una falsa alarma", dice Neil Fiore, Ph.D., psicólogo en Berkeley, California. "Usted está llamando a los bomberos cuando en realidad estos no tienen adónde ir."

Responda con relajamiento

Muchos de nosotros, nos escapamos de las garras del estrés a través de actividades como correr, jugar fútbol con los amigos o hasta escalar una montaña.

Pero aunque esas actividades pueden aliviar el estrés, también pueden fomentar competencia y frustración, lo cual puede hacer que sea más difícil relajarse.

"Los deportes y las actividades recreativas le dan a algunas personas una válvula de escape legítima para el estrés que no pueden aliviar en la casa o en el trabajo", dice el Dr. Fiore. "Pero para otras personas, estos

CINCO MEDIDAS PARA RELAJARSE MEJOR

Las técnicas de relajamiento y meditación pueden ser maravillosas para su mente y su cuerpo, especialmente si usted se toma el tiempo para hacer algunos otros cambios en su vida. Aquí hay cinco cosas que usted puede hacer para aumentar su sentido de paz interior, de acuerdo con el Dr. Robert S. Eliot, director del Instituto de Medicina del Estrés en Jackson Hole, Wyoming.

Termine con el tabaco. Además de aumentar su riesgo de enfermedad cardíaca y cáncer de pulmón, fumar provoca la liberación de hormonas de estrés en el cuerpo. Dejar de fumar es la cosa más importante que usted puede hacer para sentirse menos estresado y más relajado.

Controle la cafeína. La cafeína es un estimulante que provoca la reacción al estrés de "pelear o huir", por eso evite el café, el té, las sodas, el chocolate y otras comidas y bebidas que contienen cafeína.

Cálmese con carbohidratos. Comer granos, verduras y frutas cargados con carbohidratos complejos como espagueti, manzanas y frijoles (habichuelas) cocidos puede provocar la liberación de hormonas que lo ayudarán a relajarse.

Salga y sude. El ejercicio en forma regular es una parte fundamental de cualquier programa de relajamiento. Puede disminuir la ansiedad, detener la depresión y ayudar a aumentar la autoestima de la persona. Trate de caminar por 15 ó 20 minutos al día.

Muérase de risa para vivir mejor. El humor es un aliado poderoso en su búsqueda de relajamiento. Una buena risa provoca la liberación de las endorfinas, sustancias químicas en el cerebro que producen sentimientos de euforia. También suprime la producción de cortisol, una hormona que se libera cuando usted está estresado y que indirectamente aumenta la presión arterial al hacer que su cuerpo retenga sal. Por tanto, trate de encontrar humor en la vida diaria.

pasatiempos les aumenta la presión arterial y perpetúa la idea de que sus vidas son una batalla permanente en un mundo hostil y competitivo."

Para ayudarse a calmarse a sí mismo, el Dr. Fiore y otros expertos recomiendan que usted deje descansar su mente varias veces al día, de manera que por lo menos unos minutos no esté arrepintiéndose por ayer o preocupándose por mañana. En cambio, usted está concentrado en el momento presente sin sentirse obligado a hacer juicios acerca de su vida.

"Es como ser actor en un drama emocional, donde puede salir del escenario, sentarse en la audiencia y observar otra parte de sí mismo actuando en la escena de la persecución", dice el Dr. Fiore.

Más importante es que estos períodos de descanso mental pueden evocar la respuesta de relajamiento, un estado fisiológico que ha probado disminuir los sentimientos de estrés y ansiedad.

La respuesta de relajamiento reduce la tensión muscular, disminuye las palpitaciones cardíacas, la presión arterial, el metabolismo y la respiración y provoca sentimientos de tranquilidad, dice Eileen Stuart, R.N., directora de programas cardiovasculares en el Instituto Médico de Mente-Cuerpo, una clínica de medicina de la conducta en el Hospital Deaconess en Boston.

Aunque la respuesta de relajamiento se asocia frecuentemente con una forma simple de meditación descrita por el Dr. Herbert Benson, presidente del Instituto Médico de Mente-Cuerpo, puede fácilmente ser evocada por otras técnicas de relajamiento y meditación, dice Stuart.

La respuesta de relajamiento atempera la liberación de adrenalina, catecolaminas y otras hormonas de estrés que provocan la reacción de "pelear o huir", dice Stuart. Eso es importante, porque una sobredosis de las hormonas de estrés puede suprimir el sistema inmunológico y elevar los niveles de colesterol en la sangre.

La respuesta de relajamiento también cumple otra función vital.

"Este tipo de relajamiento profundo está asociado en muchas formas distintas con la curación", dice el Dr. Fahrion. "Cuando usted logra estar profundamente relajado, por ejemplo, el cuerpo libera hormonas de crecimiento que ayudan a reparar y restaurar el tejido dañado."

Cómo comenzar a relajarse

Los proponentes dicen que hay literalmente docenas de formas de producir reacciones de relajamiento. Algunas, como la meditación, han existido por siglos. Otras, como el relajamiento progresivo y la biorretroalimentación (*biofeedback*), se han desarrollado en los últimos 70 años.

"Todas estas técnicas pueden funcionar bien para usted", dice el Dr. Fiore. "Es cuestión de descubrir cuáles son aquellas con las que usted se siente más cómodo."

En realidad, mientras más técnicas conozca, mejor es, dice Martha Davis, Ph.D., psicóloga del Centro Médico Kaiser Permanente en Santa Clara, California. "Usar una combinación de técnicas, tal como respiración profunda seguida por relajamiento progresivo, puede aumentar el poder del efecto relajador. Cada técnica lo lleva a un nivel más profundo y duradero en el estado de relajamiento", dice la Dra. Davis.

Antes de empezar, sin embargo, es importante recordar que estas técnicas no van a evitar que de vez en cuando haya estrés en su vida.

"No creo que haya ninguna manera de eliminar el estrés", dice el Dr. Weil. "El desafío está en encontrar formas de manejarlo mejor, de manera que no dañe su cuerpo."

A continuación echemos un vistazo a algunas de las técnicas más comunes de relajamiento y meditación que pueden ayudarlo a manejar el estrés.

Tan sólo respire hondo

La respiración profunda constituye una de las formas más simples para relajarse, y es una parte integral de muchas de las otras técnicas de relajamiento y meditación.

"Si yo tuviera una receta para relajarse, ésta sería un ejercicio de respiración", dice Janet Messer, Ph.D., psicóloga de Eugene, Oregon. "Cuando usted disminuye su respiración y concentra su atención en la parte inferior de su vientre, esto tiene realmente profundos efectos fisiológicos y psicológicos."

La respiración abdominal profunda relaja los músculos tensos del pecho y abre las venas de manera que el corazón pueda palpitar más eficientemente, dice el Dr. Eliot. También lo ayuda a pensar claramente, de manera que pueda mantener la calma en una situación estresante.

Además, investigadores en la Escuela de Medicina de la Universidad Wayne State en Detroit descubrieron que mujeres menopáusicas que practicaban respiración profunda tenían un 50 por ciento menos sofocos (bochornos, calentones) que las mujeres que no la practicaban.

"Lo maravilloso de la respiración profunda es que está siempre allí", dice la Dra. Messer. "Usted puede hacerlo en el tren, sentado en su escritorio o si su jefe está empezando a ponerlo nervioso."

Para hacerlo, siéntese en una silla con la espalda derecha, sugiere la Dra. Messer. Lentamente respire y sienta sus pulmones llenarse desde el fondo hasta arriba. Concentre su atención en el vientre; déjelo expandirse mientras respira. Debería sentirse como si su diafragma, una membrana muscular que separa los pulmones del abdomen, estuviera siendo empujado hacia abajo, como si estuviera adherido a una cuerda en su vientre. Luego lentamente exhale, vaciando sus pulmones desde arriba hacia abajo. Sienta a su diafragma relajarse en su posición natural. Haga esto dos veces al día durante cinco minutos.

Para aumentar el efecto, el Dr. Eliot sugiere que mientras inhale piense, "Mente clara, fresca", y mientras exhale, "Cuerpo calmado, relajado".

Meditar para relajar

La meditación ya no es solamente para los gurús indios o los *hippies*.

"Mucha gente se imagina a un meditador como alguien que se sienta en una cueva todo el día o un mago sentado en la cima de una montaña. Pero en realidad, alguien que camina puede hacerlo mientras recorre la calle, o un corredor de bolsa lo puede hacer mientras lee las cotizaciones de la bolsa. Pues, la meditación no es simplemente sentarse y retorcerse", dice Sundar Ramaswami, Ph.D., psicólogo clínico en el Centro Comunitario de Salud Mental F.S. Dubois en Stamford, Connecticut, y proponente y profesional de meditación por más de 20 años.

La meditación es descrita por sus proponentes como un tipo intenso de concentración interna que le permite a uno concentrarse en sus sentidos, alejarse de sus pensamientos y sentimientos y percibir cada momento como un evento único.

"Yo siempre he definido a la meditación como una forma de arte marcial mental. Normalmente, somos reactivos a nuestros pensamientos; nos atacan y nosotros los pateamos. En meditación, aprendemos a evitar los ataques. Aprendemos a cómo mantenernos centrados de manera que no estemos más a merced de nuestros propios pensamientos", dice Joan Borysenko, Ph.D., psicóloga de Boulder, Colorado.

Probablemente el tipo más conocido de meditación sea el de la meditación trascendental (*TM* por sus siglas en inglés), una técnica sin esfuerzo introducida y enseñada por Maharishi Mahesh Yogi. Durante un curso de siete pasos, los profesionales de la TM aprenden cómo usar un sonido especial e insignificante llamado *mantra*.

Pero la TM es simplemente una de muchas técnicas de meditación. Generalmente, estas técnicas se pueden clasificar en dos grandes categorías.

La meditación concentrativa usa una figura, una palabra (*mantra*), un objeto (tal como una llama de vela) o una sensación (tal como la respiración) para concentrar la mente, dice el Dr. Ramaswami. Si se empieza a distraer, uno vuelve a concentrarse en el objeto.

La meditación de atención total es más compleja. En lugar de concentrarse en una sola sensación o un solo objeto, usted permite que pensamientos, sentimientos e imágenes floten en su mente.

"En la meditación de atención total usted es un observador neutral", dice el Dr. Ramaswami.

"Usted nota sus pensamientos, deseos y sensaciones de la misma forma que un cartero puede notar las estampillas en las cartas que entrega. Usted deja que estos pensamientos entren y salgan de su mente sin expresar sentimientos positivos o negativos al respecto."

Algunas formas de meditación usan una combinación de técnicas concentrativa y de atención total. En realidad, usted puede estar ya practicando meditación sin saberlo.

Meditémonos y mejorémonos

"Todos entran en un estado de meditación varias veces al día sin realmente llamarlo por ese nombre", dice la Dra. Borysenko. "Simplemente piense en un momento de su vida en que estaba totalmente absorto en sus pensamientos. Pudo haber sido cuando estaba cavando en el jardín, jugando con un niño u observando un crepúsculo. En ese momento, el pasado y el futuro desaparecieron, y usted estaba viviendo el presente. Esa es una forma de meditación."

Aunque con frecuencia se la percibe como una actividad espiritual o religiosa, la meditación se puede usar simplemente para relajamiento y para mejorar su salud, dice la Dra. Borysenko.

Algunos estudios han mostrado, por ejemplo, que la meditación puede reducir la ansiedad y calmar la ira. Otros estudios han mostrado que puede reducir la severidad del asma, las migrañas y los dolores crónicos.

La meditación también puede ayudar a acorralar el síndrome premenstrual, de acuerdo a investigadores de la Escuela de Medicina de Harvard. En un estudio de 46 mujeres, los investigadores descubrieron que la meditación hecha dos veces al día por 15 ó 20 minutos a la vez redujo los síntomas premenstruales en un 58 por ciento. Ese fue el doble del mejoramiento registrado por mujeres que leyeron dos veces al día y aproximadamente tres veces y media mejor que las mujeres que simplemente llevaron la cuenta de las ocurrencias de sus síntomas.

En un estudio en la Universidad Internacional Maharishi en Fairfield, Iowa, realizado con 29 hombres de 18 a 32 años de edad, los investigadores llegaron a la conclusión de que practicar la TM dos veces al día puede reducir en la sangre los niveles de cortisol, una hormona que en cantidades excesivas puede inhibir la inmunidad, aumentar la presión arterial y causar otros efectos perjudiciales.

Para probar una meditación simple de atención total, busque un lugar tranquilo y siéntese en una posición cómoda. Respire varias veces lenta y profundamente. Mientras exhala, pregúntese, "¿Quién soy?" Fíjese en las asociaciones —"Soy una madre", "Soy un esposo", "Soy un negociante", "Estoy cansado", "Estoy enojado"— que le vienen a la mente sin juzgarlas, dice el Dr. Ramaswami. Si usted piensa, "Soy el dueño de una propiedad", por ejemplo, y empieza a preocuparse acerca de los pagos de la hipoteca, vuelva a concentrar su mente en la pregunta, "¿Quién soy?".

El Dr. Ramaswami sugiere practicar esta meditación por 20 minutos dos veces al día al principio. Luego mientras se vuelva más competente y más consciente de las sensaciones de su cuerpo, usted quizá descubra que puede meditar menos y todavía obtener el mismo efecto. "Esta meditación lo ayudará rápidamente a llegar al centro de sus pensamientos más profundos", agrega el Dr. Ramaswami.

Instrúyase e inflúyase

Su mente habla, su cuerpo escucha. Esa es la premisa de *autogenics*, una técnica que tiene mucho en común con el yoga, la imaginería y la meditación.

Autogenics, que significa "autogeneración", fue desarrollada en la década de los años 30 por el Dr. Johannes Schultz, un neurólogo y psiquiatra alemán. El Dr. Schultz —quien comparó los sentimientos generados por la *autogenics* con un baño largo y relajante— quería que las personas pudieran generar un relajamiento profundo de una manera versátil y práctica. En esencia, la idea es sentarse en una posición cómoda y darle a su cuerpo una serie de instrucciones tales como "Mis manos están calientes . . . mis manos están pesadas".

Los proponentes creen que hacer esto estimula la circulación de la sangre y profundiza el relajamiento. En un estudio con 34 hombres y mujeres en la Universidad McMaster en Hamilton, Ontario, por ejemplo, se descubrió que la *autogenics* constituye una técnica efectiva para reducir el número y la severidad de las migrañas y los dolores de cabeza.

"Un ejercicio autogénico es una buena manera en que la persona común pueda aprender a hablarse a sí misma en un idioma con el cual su cuerpo pueda cooperar", dice el Dr. Fiore.

Usted necesita encontrar una sala tranquila, sentarse o acostarse en una posición cómoda, cerrar los ojos y respirar profundamente varias veces, dice Martin Shaffer, Ph.D., director ejecutivo del Instituto de Manejo del Estrés en San Francisco. Mientras exhale, repita estas instrucciones para usted mismo.

"Mis manos y mis brazos están calientes y pesados" (cinco veces).

"Mis pies y mis piernas están calientes y pesados" (cinco veces).

"Mi abdomen está tranquilo y cómodo" (cinco veces).

"Mi respiración es profunda y regular" (diez veces).

"Mi corazón late lenta y regularmente" (diez veces).

"Mi frente está fresca" (cinco veces).

"Cuando abra los ojos, estaré relajado y refrescado" (tres veces).

Luego tome un momento para mover un poco los brazos, las manos, las piernas y los pies. Gire la cabeza, abra los ojos y si está acostado, siéntese.

Mientras haga este ejercicio, fíjese en qué es lo que está pasando en su cuerpo, pero no trate conscientemente de analizarlo. Evite autocriticarse si tiene pensamientos que lo distraen. Si su mente empieza a vagar, simplemente enfóquela de nuevo en las instrucciones lo más pronto posible.

El Dr. Shaffer sugiere que se hagan sesiones de dos minutos de este ejercicio diez veces al día. Sea paciente, dicen los expertos, porque en algunos casos la *autogenics* lleva semanas para ser efectiva.

Tensión elimina tensión

Cuando usted se siente estresado, los músculos se contraen naturalmente y crean tensión. ¿Entonces qué puede aliviar eso? Aunque parezca mentira, más tensión, según dicen los proponentes de una técnica llamada relajamiento progresivo.

Al apretar y liberar los músculos sistemáticamente, el relajamiento progresivo puede impedir que el estrés lo abrume, dicen los proponentes.

"El relajamiento progresivo es sumamente útil, particularmente si los músculos se sienten tensos y parecen incapaces de relajarse", dice el Dr. Fiore.

Tensar músculos tirantes puede parecer un poco extraño, pero el Dr. Fiore dice que el ejercicio adicional en realidad aumenta la circulación de la sangre a los músculos y los ayuda a relajarse más rápidamente que si usted trata de relajarlos.

Desarrollado en la década de los años 20 por Edmund Jacobson, un médico de Chicago, el relajamiento progresivo se considera una técnica excelente para principiantes porque es práctica y no depende de la imaginación. Las investigaciones sugieren que puede ayudar a aliviar el insomnio, los dolores de cabeza y dolencias digestivas tales como el síndrome de intestino irritable. Los expertos sostienen que también puede aliviar espasmos musculares, dolores de espalda y presión arterial alta.

Hay muchos métodos de relajamiento progresivo, pero la Dra. Davis sugiere este enfoque: apriete el puño derecho tan fuertemente como pueda. Manténgalo apretado por aproximadamente diez segundos, luego libere la tensión inmediata y completamente, como si estuviera apagando un interruptor. Toda la tensión debería salir de su cuerpo. Sienta la flojedad en la mano derecha y fíjese cuánto más relajada se siente ahora que cuando la tensionó. Haga lo mismo con la mano izquierda; luego apriete ambos puños al mismo tiempo. Doble los codos y tensione los brazos. Libere y deje caer los brazos a los lados. Continúe este proceso al tensionar y relajar los hombros y el cuello, luego arrugando y relajando la frente y las cejas. Luego cierre sus ojos y apriete su mandíbula antes de seguir y tensionar y después relajar el estómago, la parte inferior de la espalda, las asentaderas, los muslos, las pantorrillas y los pies.

Desperécese en vez de desesperarse

Tal como escribir una carta a un amigo que no ha visto por años, rotar las gomas (llantas) del automóvil o empezar una dieta, estirarse es algo que usted siempre se promete hacer . . . mañana. Pero no es algo que usted debería dejar para luego, dicen los investigadores, porque estirarse puede calmar la bestia estresada que a veces tenemos por dentro.

"El estiramiento suave promueve el relajamiento", dice Charles Carlson, Ph.D., profesor de psicología de la Universidad de Kentucky en Lexington. "Fisiológicamente, si usted estira suavemente el músculo, éste se relajará. El estiramiento también le da algo en qué concentrar su atención, lo cual le permite calmar la mente."

El estiramiento suave es particularmente bueno para personas que tienen dolores musculares crónicos, por ejemplo en el cuello o los hombros, y que tienen dificultad para hacer ejercicios que tensan los músculos con el relajamiento progresivo.

"Pedirle a una persona con músculos doloridos que los tense solamente crea más dolor", dice el Dr. Carlson. "Nuestro enfoque minimiza la tensión muscular."

El estiramiento se debería hacer siempre lentamente y sin dolor, dice el Dr. Carlson. Evite estirar los músculos demasiado. Mientras esté haciendo una secuencia de estiramientos, piense en cómo se siente la tensión, de manera que aprenderá cuándo necesita estirar o liberar. En cualquier caso, haga una secuencia de estiramientos por lo menos una vez al día. Para instrucciones en cómo hacer tal secuencia, vea las ilustraciones que comienzan en la página 157.

VITAMINAS Y MINERALES

Suplementos seguros para nuestra salud

Según dicen, las claves para una vida más larga y sana son bastante sencillas: coma bien, haga ejercicios regularmente, maneje el estrés y duerma lo suficiente. Per del dicho al hecho, hay un buen trecho.

Por ejemplo, consideremos la idea de comer bien. El Instituto Nacional de Cáncer en Rockville, Maryland, recomienda comer cinco porciones de frutas y verduras al día para reducir nuestro riesgo de ciertas formas de cáncer, pero menos del 10 por ciento de nosotros sigue ese consejo. Y al no tomar las decisiones apropiadas con respecto a la comida, nuestra dieta podría estar poniéndonos en el camino hacia el cáncer en vez de protegernos de esta terrible enfermedad.

En cuanto a los ejercicios, vamos a ser sinceros, damas y caballeros. Todos sabemos que no nos ejercitamos suficientemente. Si no hay que hacer esto, hay que hacer lo otro. O tal vez decimos, "Hoy no puedo, estoy que no doy más. Mañana lo haré . . ." Pero mañana ahora es ayer, y los equipos para quemar grasa y aplanar nuestras pancitas se están llenando de polvo.

¿Y el manejo del estrés? Si casi no podemos manejar el presupuesto, los niños, el trabajo, y todo lo demás que nos tiene viviendo ajetreados, ¿cómo vamos a manejar al estrés?

Estos obstáculos que impiden nuestros esfuerzos de vivir bien pueden ser difíciles de tragar, pero tal vez serán más soportables si tragamos una ayuda adicional y alimenticia —las pastillas de vitaminas y minerales.

Buenos y baratos

Aproximadamente la mitad de todos los estadounidenses —alrededor de 100 millones de personas— usa suplementos al menos ocasionalmente. Cerca de la mitad de ellos toma vitaminas diariamente, gastándose aproximadamente 4 mil millones de dólares al año en ellos. Pareciera dinero bien invertido: pruebas crecientes sugieren que altas dosis de ciertos nutrientes pueden ayudar a retroceder el proceso natural de envejecimiento y evitar las enfermedades cardíacas, los derrames cerebrales, ciertos tipos de cáncer y otras dolencias.

En los alimentos, hay cientos de compuestos nutritivos llamados fitoquímicos, muchos de los cuales tienen efectos beneficiosos en la salud.

Por ejemplo, los investigadores piensan que algunos de los fitoquímicos en las verduras protegen del cáncer pero no están disponibles en suplementos. Por eso es que comer bien es tan importante. Pero muchos nutrientes se encuentran solamente en cantidades muy bajas en los alimentos que ingerimos todos los días. Y algunos nutrientes, tales como el ácido fólico, se absorben mejor en la forma que se usa en suplementos.

"Hay unas pruebas abundantes de que los suplementos tienen efectos beneficiales en la salud de una persona, porque ofrecen dosis mucho más grandes de nutrientes claves que los que se encuentran en la comida —a veces cantidades que usted nunca podría obtener sólo de la dieta", dice Richard Anderson, Ph.D., director científico del Laboratorio de Requerimientos y Funciones de Nutrientes del Centro de Investigación de Nutrición Humana del Departamento de Agricultura de los Estados Unidos en Beltsville, Maryland.

"A menos que esté consumiendo de 4,000 a 5,000 calorías de comidas sanas al día —aproximadamente el doble de lo que consume el típico estadounidense— usted ni siquiera está obteniendo las Asignaciones Dietéticas Recomendadas (las *RDA* por sus siglas en inglés) de varios oligominerales (minerales que se encuentran en cantidades muy pequeñas en los alimentos), y menos todavía en cantidades que pueden ayudar a prevenir y tratar enfermedades."

Los suplementos también pueden ser bastante económicos. Si compra cuidadosamente, por tan poco como nueve centavos al día usted puede tomarse un suplemento mineral/multivitamínico de marca que provee todos los nutrientes esenciales que obtendría comiendo alimentos sanos durante un día entero. Agregue otros nueve centavos, y puede tomar suficiente de las vitaminas C y E en suplementos que posiblemente pueden protegerlo del cáncer y las enfermedades cardíacas. Por un poco más, usted puede tomar un suplemento de calcio para prevenir la osteoporosis. En muchos lugares, eso es menos que el costo de una manzana. Por supuesto, algunos suplementos cuestan más, pero generalmente, por menos de un dólar al día usted puede obtener más vitaminas y minerales esenciales de los que podría obtener comiendo comida sana durante un día entero. Busque un suplemento natural que no tenga colorantes de comidas, edulcorantes y otros aditivos.

Además, los suplementos generalmente son seguros, especialmente si no son abusados. "Es verdad que unos cuantos suplementos, más notablemente las vitaminas A y D, pueden causar algunos problemas si se toman en dosis extremadamente grandes por períodos extensos", dice el Dr.

Michael Janson, director del Centro de Medicina Preventiva en Barnstable, Massachusetts, y funcionario del Colegio Estadounidense para el Avance de la Medicina. "Pero estamos hablando de dosis extremadamente grandes tomadas diariamente durante un año o dos." Estas son cantidades que pueden estar tanto como 50 veces por encima de las RDA y hasta 10 veces o más por encima de las megadosis sugeridas para terapias de corto plazo para aliviar un problema médico específico.

La historia de las vitaminas

Las vitaminas y minerales —o, en realidad, los alimentos que contienen estos nutrientes— se han usado como terapia por miles de años. Los antiguos egipcios comían el hígado de los gallos para curar la ceguera nocturna producida por deficiencia de la vitamina A y las esponjas de mar, una fuente natural de yodo, para tratar bocios.

No fue hasta alrededor del año 1906 que se descubrieron las vitaminas. Lo que provocó la búsqueda de vitaminas fue el hecho de que se descubrió que las grasas, las proteínas y los carbohidratos no eran suficientes para sostener la vida. "Se hizo claro que había algo más en los alimentos que se necesitaba para la sobrevivencia, y con ese descubrimiento empezó la investigación. Ese 'algo más' resultó ser las vitaminas", dice Annette Dickinson, Ph.D., directora de asuntos científicos y regulatorios del Consejo para la Nutrición Responsable en Washington, D.C., un grupo político y de investigación para la industria de los suplementos.

Los científicos trabajaron para aislar los compuestos nutritivos de los alimentos a través de procedimientos químicos complejos. En el año 1912, se inventó el término *vitamine* para describir estos compuestos en inglés, lo cual fue cambiado a *vitamin* años después y traducido al español como "vitamina".

Ya para el año 1925, los suplementos de vitaminas ya se vendían tanto que las revistas nacionales informaban sobre las cifras de ventas de éstas, igual que hacían con las cifras de ventas de los automóviles.

Desde 1906 hasta la década de los años 40, hubo mucha investigación sobre las vitaminas y los suplementos, y las vitaminas fueron nombradas alfabéticamente en el orden en que fueron descubiertas: la primera vitamina que se aisló se llamó A, la siguiente se llamó B, luego C y así sucesivamente, dice la Dra. Dickinson. "Llevó aproximadamente de 20 a 30 años separar los compuestos que eran realmente vitaminas de aquellos que eran algo más." A través de los años, pues, algunas letras fueron eliminadas, y otras se agregaron —la razón por la cual hay ocho vitaminas B.

Las vitaminas y los minerales

Hay por lo menos 13 vitaminas y 15 minerales considerados esenciales para la buena salud. (Para averiguar cuáles son, vea "Lo que usted necesita" en la página 86.) Las vitaminas son compuestos orgánicos, lo cual significa que contienen carbón, que se encuentra solamente en las cosas vivas. Los minerales son compuestos más simples, inorgánicos y se encuentran generalmente en cantidades más pequeñas en los alimentos. Junto con los ácidos grasos esenciales y los aminoácidos, las vitaminas y los minerales están entre los casi 50 nutrientes esenciales conocidos que necesitamos para una vida sana, dice el Dr. Janson.

Cuatro de esas vitaminas —A, D, E y K— son solubles en grasa, lo cual significa que las cantidades excesivas se pueden almacenar en el cuerpo. Las otras —C y las ocho vitaminas B— son solubles en agua, que quiere decir que las cantidades excesivas simplemente se eliminan con la orina.

Los minerales, la mayoría de los cuales fueron identificados años después de la investigación inicial de las vitaminas, también están clasificados en dos categorías: minerales principales, o macronutrientes, tales como calcio, magnesio y potasio, que se encuentran en concentraciones relativamente altas de alimentos; y oligoelementos, también conocidos como micronutrientes, tales como cromo, cobre, hierro y cinc, que generalmente se encuentran sólo en pequeñas cantidades.

Todos estos nutrientes son importantísimos para la conservación de la vida. Sean de los alimentos o de los suplementos, las vitaminas y los minerales juegan un papel en la construcción de las células y en la salud de cada órgano en su cuerpo así como de sus huesos, su inmunidad y su sistema nervioso. Y aunque no suministran energía —usted obtiene esto de los carbohidratos, las proteínas y las grasas— liberan energía de los alimentos de manera que su cuerpo pueda usarla.

"Cada célula en su cuerpo necesita cada vitamina, pero no todas las células utilizan las vitaminas de la misma forma o necesitan las mismas cantidades", dice el Dr. Janson. "Por esto, es difícil decir cuáles vitaminas o minerales son los más importantes."

Nuestros defensores naturales

En la línea de batalla, al menos cuando se trata de detener los problemas de salud más comunes de hoy, están los llamados antioxidantes: las vitaminas C y E y el betacaroteno (una forma de la vitamina A). Cuando se toman en dosis lo suficientemente grandes, se cree que estas vitaminas ofrecen protección contra 60 enfermedades relacionadas con el envejecimiento, desde el cáncer y las cataratas hasta las enfermedades cardíacas y el colesterol alto.

¿Cómo es que hacen esto? Simplemente porque acaban con las moléculas tóxicas llamadas radicales libres. Causados por radiaciones, humo de cigarrillos, gases del tubo de escape de automóviles y otros agentes contaminantes, estos radicales libres corroen las células sanas y las vuelven defectuosas en una forma parecida a la en que las células cancerosas hacen estragos en el cuerpo. Con el tiempo, el daño causado por los radicales libres puede provocar el desarrollo del cáncer, convertir el colesterol inofensivo en una placa pegajosa que obstruye las arterias y acelerar el proceso natural de envejecimiento y las enfermedades acompañantes.

Pero los investigadores dicen que la mejor defensa contra los radicales libres es tomar cantidades suficientes de las vitaminas antioxidantes, lo cual impide a los radicales libres corroer las células sanas. "Por esto es difícil imaginarse alguien en nuestra sociedad que no podría beneficiarse al tomar suplementos vitamínicos, especialmente aquellos que contienen suficientes antioxidantes", dice el Dr. Michael A. Klaper, especialista en medicina nutritiva en Pompano Beach, Florida, y director del Instituto de Educación e Investigación de la Nutrición, una organización con sede en Manhattan Beach, California, que enseña a los médicos sobre la nutrición y su relación con distintas enfermedades.

"Nosotros vivimos en un mundo bien diferente al de nuestros padres. El sol es más oxidante por los agujeros en la capa de ozono. Le agregamos más cloro al agua, entonces es más oxidante. Freír, asar y agregar colorantes y conservantes a los alimentos hacen que ellos sean más oxidantes. Y la triste realidad es que, a menos que tenga la suerte de ser dueño de la cooperativa local de alimentos orgánicos y viva en un área realmente limpia, usted probablemente no tenga la protección que necesita de su dieta solamente."

¿A quién le conviene más?

Su necesidad de vitaminas y minerales varía en diferentes etapas de su vida, muchas veces por las formas variantes en que su cuerpo absorbe los nutrientes. Los niños, por ejemplo, absorben aproximadamente el 70 por ciento del calcio que consumen; los adultos absorben sólo un 30 por ciento, aproximadamente. Por eso los suplementos se vuelven más importantes cuando usted envejece.

"Las personas mayores definitivamente se podrían beneficiar con los suplementos, porque una vez que uno tenga 60 años de edad, la ingestión de alimentos generalmente disminuye, y no somos tan activos como antes", dice Judith S. Stern, R.D., Sc.D., profesora de nutrición y medicina interna en la Universidad de California, Davis.

Aun si se las arregla para mantenerse activo, usted se puede beneficiar con los suplementos. "Ejercicios moderados aumentan la inmunidad, pero si corre más de 3 millas (48 km) por semana o si hace otro montón de ejercicios distintos, usted puede en realidad afectar su inmunidad y volverse más propenso a distintos virus", dice el Dr. Kenneth H. Cooper, fundador y presidente del Centro de Ejercicios Aeróbicos Cooper en Dallas. "Entonces si hace mucho ejercicio, usted debe definitivamente tomar suplementos vitamínicos ricos en antioxidantes." Su recomendación: 1,000 miligramos de la vitamina C, 400 unidades internacionales (*IU* por sus siglas en inglés) de la vitamina E en la forma natural de alfatocoferol y 15 miligramos (25,000 IU) de betacaroteno cada día.

Otras personas que pueden estar en necesidad especial de suplementos de vitaminas y minerales, según dice la Dra. Stern, son: mujeres en edad de tener hijos; mujeres embarazadas o que están amamantando; personas que están siguiendo una dieta, especialmente cuando consumen menos de 1,200 calorías al día; personas preparándose para cirugía o recuperándose de cirugía; aquellos que toman bebidas alcohólicas con frecuencia; fumadores; personas que viajan mucho y que no pueden comer una variedad de comidas; personas que viven en climas con humo y neblina; y, posiblemente, vegetarianos estrictos.

Más allá de las RDA

¿Por qué tantos de nosotros necesitamos suplementos nutritivos de una pastilla o una tableta —o de muchas de éstas? Simplemente por el hecho que muchos de nosotros basamos nuestras necesidades nutritivas en las Asignaciones Dietéticas Recomendadas (*RDA* por sus siglas en inglés) las cuales fueron establecidas por primera vez por el Consejo de Alimentos y Nutrición en 1941 y actualizadas periódicamente desde entonces. Las RDA son pautas para todas las personas, de niños a adultos, y no toman en consideración necesidades nutritivas especiales. La naturaleza general de las RDA nos puede dejar sin suficientes de los nutrientes que necesitamos, que es la razón por la cual los expertos dicen que somos una sociedad acosada por tantos problemas de salud, entre ellos las afecciones inmunológicas como resfriados (catarros), cortadas de curación lenta y dolencias más serias como la artritis y las enfermedades cardíacas.

"Las RDA son realmente una pauta inútil para hoy, porque fueron diseñadas para prevenir enfermedades de deficiencia como escorbuto y beriberi —problemas que no vemos en este país", dice el Dr. Janson. "Las RDA no son una pauta útil para lograr una salud óptima y para tratar enfermedades, especialmente en la sociedad moderna."

Los cambios en las etiquetas de los alimentos han agregado otro número: el Valor Diario, (o *DV* por sus siglas en inglés). Como las RDA, el DV es una recomendación de cuánto de un nutriente específico usted necesita en su dieta diaria para mantener una nutrición adecuada. En las etiquetas de los alimentos, el porcentaje de DV indica el porcentaje de sus necesidades nutritivas diarias provistas por una porción de ese alimento, basado en una dieta de 2,000 calorías al día. Los suplementos de minerales/multivitamínicos también tienen etiquetas con el porcentaje del DV. Ni el DV ni las RDA son necesariamente una medida verdadera de lo que usted puede necesitar para tratar o protegerse de una enfermedad.

Por eso, dicen los expertos, usted necesita ir más allá de las RDA —generalmente mucho más allá. "En general, yo diría que las vitaminas en cantidades bien por encima de las RDA son seguras para la mayoría de las personas", dice Gladys Block, Ph.D., profesora de nutrición y salud pública y epidemiología en la Universidad de California, Berkeley, y una autoridad en la terapia de vitaminas. En realidad, dicen los expertos, los mayores beneficios de algunos nutrientes parecen manifestarse cuando se toman grandes dosis.

"Mire a la vitamina C, por ejemplo", dice el Dr. Alan Gaby, especialista en medicina alimenticia y preventiva en Baltimore y presidente de la Asociación Estadounidense Médica Holística. La RDA de la vitamina C es 60 miligramos al día, aproximadamente la cantidad que usted obtendría en un vaso de jugo de frutas cítricas o en media taza de brócoli.

"Usted podría obtener tanto como 500 miligramos si siguiera una dieta realmente rica en frutas y verduras, pero sería realmente difícil llegar a esa cantidad", dice. "La mayoría de los estudios muestran que la vitamina C ofrece los mejores beneficios —como funcionar como un antihistamínico, matar virus, aumentar la inmunidad y proteger a las personas del cáncer, la diabetes y otras enfermedades— en dosis que varían de 500 a 10,000 miligramos, lo cual usted nunca podría lograr con los alimentos."

La Dra. Block ha revisado más de 100 estudios que examinan la relación entre la vitamina C y el cáncer. En casi todos los estudios, el nutriente tuvo un efecto protector. En la mayoría de los estudios, las personas con una ingestión alta de frutas y verduras que contienen la vitamina C tenían un riesgo menor de cáncer.

Lo mismo ocurre con el betacaroteno, el cual se convierte en la vitamina A en el cuerpo cuando es necesario. El betacaroteno es más seguro para tomar en forma de suplemento que la vitamina A porque éste deriva de fuentes de plantas y las cantidades excesivas son excretadas (mientras que la vitamina A, que es soluble en grasa, viene de fuentes animales, y las cantidades excesivas son almacenadas en su cuerpo). Los estudios muestran que las personas que toman esta vitamina antioxidante en forma de suplemento —también se encuentra en las zanahorias, el *squash*, los melones y otras frutas y verduras amarillas–anaranjadas— reducen a la mitad su riesgo de ataques cardíacos y derrames cerebrales en comparación con aquellas que no.

Y cuando se toma en dosis de cinco a diez veces lo típicamente recomendado, lo cual es aproximadamente seis miligramos (10,000 IU), el betacaroteno ha mostrado ser muy bueno para reducir lesiones precancerosas en la boca, dice el investigador de cáncer Harinder Garewal, Ph.D., del Centro de Cáncer de la Universidad de Arizona en Tucson.

Mientras tanto, se ha descubierto que la vitamina E ayuda a proteger a las personas contra enfermedades cardíacas, pero solamente cuando se toma en cantidades por lo menos siete veces por encima de la RDA de diez miligramos de equivalentes alfatocoferol (15 IU) para hombres y ocho miligramos de equivalentes alfatocoferol (12 IU) para mujeres —cantidades difíciles de lograr a través de una dieta. (Usted tendría que comer cuatro mangos grandes o 12 manzanas simplemente para obtener las RDA.)

"Los estudios muestran que se necesita aún más, entre 400 y 800 IU, para aliviar la enfermedad fibroquística del seno", agrega el Dr. Gaby. "Sería imposible obtener tanta cantidad de la vitamina E de los alimentos solamente."

Los minerales en un mano a mano con la enfermedad

Aunque hoy en día los antioxidantes dominan las secciones de salud en muchos periódicos y revistas, no son los únicos "super suplementos". "En este momento se están realizando investigaciones muy interesantes con los minerales", dice el Dr. Anderson. Y como sucede con los antioxidantes, pareciera que los grandes beneficios vienen con dosis que usted normalmente no puede obtener con los alimentos solamente.

"Una cosa en la que he estado trabajando es el cromo, un oligo-elemento (mineral que se encuentra en cantidades muy pequeñas en los alimentos) que se ha mostrado que puede reducir los factores de riesgo de la diabetes y las enfermedades cardiovasculares en algunas personas", dice. "Mejora la glucosa y la insulina y disminuye el colesterol y los triglicéridos, una forma de grasa sanguínea que ha estado vinculada a un riesgo creciente de enfermedades cardíacas. Cualquiera que recibe la dosis recomendada de 50 microgramos estará bien. Pero si quiere protección contra la diabetes, usted necesita aproximadamente 400 microgramos; si quiere protegerse contra enfermedades cardíacas, necesita 400 microgramos. Y la investigación también muestra que el cobre y el magnesio pueden protegerlo contra la cardiopatía —pero solamente en cantidades que rara vez se obtienen de los alimentos."

Otros expertos dicen que el cinc, un mineral frecuentemente pasado por alto y subestimado que se conoce más por su capacidad de curar heridas y construir tejidos, puede ser aún más importante que los antioxi-dantes para proteger a las personas de infecciones invasoras y para man-tener fuerte el sistema inmunológico. En realidad, uno de los mejores remedios para combatir resfriados (catarros) son las pastillas de glucosas de cinc; éstas matan muchos de los gérmenes que causan dolores de garganta y otros síntomas asociados con el resfriado común.

La RDA de cinc es 15 miligramos para hombres y 12 miligramos para mujeres, pero la mayoría de las personas obtiene solamente entre 8 y 10 miligramos —"y aún menos si son vegetarianas", dice la Dra. Ananda Prasad, Ph.D., profesora de medicina en la Universidad de Wayne en Detroit y experta en cinc.

Entonces, ¿cuánto deberían tomar? "Yo diría que aproximadamente 30 miligramos al día —más si tienen un problema específico de la piel u otra afección", agrega el Dr. Janson. "Con tal que esté adecuadamente equi-librado con 2 ó 3 miligramos de cobre." Esto es porque el cinc y el cobre interfieren con la absorción de cada uno, dice el Dr. Janson. Demasiado de uno puede causar deficiencia en el otro, de manera que siempre deben complementarse mutuamente.

El selenio es un mineral con calidades antioxidantes que pueden también fortalecer la inmunidad. La investigación muestra que protege contra cardiopatías y cáncer, alivia los síntomas de la artritis y puede hasta mejorar el ánimo. La RDA es 70 microgramos para hombres y 55 microgramos para mujeres; el Dr. Janson recomienda que se tome hasta seis veces esa cantidad cada día para obtener estos beneficios.

Las vitaminas vitales

En el campo de las vitaminas, la B_6 es otro nutriente que es esencial para una inmunidad fuerte. También ofrece alivio para el síndrome del túnel carpiano, previene cálculos renales y alivia el síndrome premenstrual.

Y la vitamina B_6 se vuelve aún más importante a medida que usted envejece. Las personas mayores parecieran metabolizarla menos efectivamente que las personas más jóvenes, dice Simin Meydani, Ph.D., director del laboratorio de inmunología nutritiva del Centro de Investigación de Nutrición Humana del Departamento de Agricultura de Estados Unidos en la Universidad Tufts en Boston. Esto puede llevar a una deficiencia de B_6, y tal deficiencia puede afectar la inmunidad.

El Dr. Janson recomienda que se tomen de 50 a 100 miligramos de la vitamina B_6 al día, bien por encima de la RDA de 2 miligramos para hombres y 1.6 miligramos para mujeres.

En conclusión: no importa cuál sea su edad, sexo, estilo de vida o hábitos de ejercicios, la mayoría de las personas se pueden beneficiar si complementan su dieta con las vitaminas y los minerales, dicen los expertos.

"Usted no puede reemplazar una dieta sana con suplementos de vitaminas y minerales; todavía tiene que comer bien y adecuadamente", dice el Dr. Janson. "Pero con los suplementos, usted puede reparar algunas de las faltas de una dieta mala —y la mayoría de nosotros tenemos faltas en nuestra dieta."

Igual a la dieta, los ejercicios y el manejo del estrés, los suplementos son solamente parte de un plan de salud total —no pastillas mágicas que pueden reparar los efectos de sus otros malos hábitos. "No importa cuánto les pido a mis pacientes que sigan una dieta mejor, muchos preferirían tomar pastillas, porque es más fácil", dice el Dr. Janson. "Lo siento, pero los suplementos son solamente una parte."

De todos modos, estos pueden tener un impacto significativo, agrega él. "Si usted ahora está sano y se siente bien, sus niveles de energía son altos, no tiene problemas con el aguante físico cuando está haciendo ejercicio y sus procesos mentales son claros, entonces no creo que deba esperar efectos obvios inmediatos de los suplementos —no otros que los de mantener ese estado por muchos años más que si no se los hubiera tomado."

LO QUE USTED NECESITA

He aquí cuánto necesita usted diariamente de la mayoría de las vitaminas y minerales esenciales, dónde encontrarlos y qué efecto tienen en su cuerpo.

Nutriente	RDA para hombres	RDA para mujeres	DV
Vitaminas			
Vitamina A	1,000 mcg RE o 5,000 IU*	800 mcg. RE o 4,000 IU (1,300 mcg. RE o 6,500 IU si está amamantando)	5,000 IU*
Vitaminas B			
Tiamina	1.5 mg	1.1 mg (1.5 mg si está embarazada; 1.6 mg si está amamantando)	1.5 mg
Riboflavina	1.7 mg	1.3 mg (1.6 mg si está embarazada; 1.8 mg si está amamantando)	1.7 mg
Niacina	19 mg	15 mg (17 mg si está embarazada; 20 mg si está amamantando)	20 mg
Vitamina B_6	2.0 mg	1.6 mg (2.2 mg si está embarazada; 2.1 mg si está amamantando)	2.0 mg
Folato (ácido fólico)	200 mcg	180 mcg (400 mcg si está embarazada 280 mcg si está amamantando)	0.4 m. (400 mcg)

Beneficio	**Fuentes alimenticias**
Necesaria para visión normal con poca luz; mantiene normal la estructura y función de las membranas mucosas; ayuda al crecimiento de huesos, dientes y piel	Zanahorias, calabazas, batatas dulces (camotes, *sweet potatoes*), espinaca, squash, atún, cantaloup, mangos, albaricoques (chabacanos), brócoli, sandía
Metabolismo de carbohidratos; mantiene sano el sistema nervioso	Cerdo, germen de trigo, pasta, cacahuates (maníes), legumbres, sandías, naranjas, arroz moreno, harina de avena, huevos
Metabolismo de grasas, proteínas y carbohidratos; piel saludable	Leche, requesón, aguacates (paltas), mandarinas, ciruelas pasas, espárragos, brócoli, champiñones (hongos), carne de res, salmón, pavo
Metabolismo de grasas, proteínas y carbohidratos; función del sistema nervioso; necesario para el uso de oxígeno por parte de las células	Carnes, carne de ave, pescado, mantequilla de maní (cacahuate), legumbres, soyas, cereales y panes integrales, brócoli, espárragos, papas horneadas
Metabolismo de proteínas; necesario para crecimiento normal	Pescado, soyas, aguacates, habas blancas, pollo, plátanos (guineos) amarillos, coliflor, pimientos (chiles, ajíes) verdes, papas, espinaca, pasas
Desarrollo de glóbulos rojos; crecimiento y reparación de tejidos	Legumbres, carne de ave, atún, germen de trigo, champiñones, naranjas, espárragos, brócoli, espinaca, plátanos amarillos (guineos), fresas, cantaloup

(continúa)

LO QUE USTED NECESITA —CONTINUACIÓN

Nutriente	RDA para hombres	RDA para mujeres	DV
Vitaminas —Continuación			
Vitamina B_{12}	2.0 mcg	2.0 mcg (2.2 mcg si está embarazada; 2.6 mcg si está amamantando)	6.0 mcg
Biotina	30–100 mcg†	30–100 mcg† (300 mcg)	0.3 mg
Ácido pantoténico	4–7 mg†	4–7 mg†	10 mg
Vitamina C	60 mg	60 mg (70 mg si está embarazada; 95 mg si está amamantando)	60 mg
Vitamina D	5 mcg	5 mcg (10 mcg si está embarazada o amamantando)	400 IU*
Vitamina E	10 mg alfa-TE o 15 IU*	8 mg alfa-TE o 12 IU (10 mg alfa-TE o 15 IU si está embarazada; 12 mg alfa-TE o 18 IU si está amamantando)	30 IU*
Vitamina K	80 mcg	65 mcg	Ninguno
Minerales			
Calcio	800 mg	800 mg (1,200 mg si está embarazada o amamantando)	1 g (1,000 mg)

Beneficio	Fuentes alimenticias
Necesaria para el crecimiento de nuevos tejidos, glóbulos rojos, sistema nervioso y piel	Salmón, huevos, queso, pez espada, atún, almejas, cangrejo, mejillones, ostras (ostiones)
Metabolismo de grasas, proteínas y carbohidratos	Mantequilla de maní (cacahuate), huevos, avena, germen de trigo, carne de ave, coliflor
Metabolismo de grasas, proteínas y carbohidratos	Pescado, cereales integrales, champiñones, aguacates (paltas), brócoli, maníes, anacardos, lentejas, soyas, huevos
Construye colágeno; mantiene sanas las encías, la dentadura y los vasos sanguíneos	Naranjas, toronjas, pimientos fresas, tomates, espinaca, repollo, melones, brócoli, kiwi
Absorción de calcio; crecimiento de huesos y dientes	Luz solar, huevos, leche, mantequilla, atún, salmón, cereales, productos horneados (si se usa harina fortificada)
Protege a las células de daños	Aceites vegetales y de nueces, germen de trigo, mangos, zarzamoras, manzanas, brócoli, cacahuates, espinaca, panes integrales
Coagulación de la sangre	Espinaca, brócoli, col de Brúselas, perejil, huevos, productos lácteos, zanahorias, aguacates, tomates
Huesos y dientes fuertes: función muscular y nerviosa; coagulación de la sangre	Leche, queso, yogur, salmón y sardinas con huesos, brócoli, habichuelas verdes (ejotes, *green beans*), almendras, nabo, jugo de naranja fortificado

(continúa)

LO QUE USTED NECESITA —Continuación

Nutriente	RDA para hombres	RDA para mujeres	DV
Minerales —Continuación			
Cinc	15 mg	12 mg (15 mg si está embarazada; 19 mg si está amamantando)	15 mg
Cloruro	750 mg**	750 mg**	Ninguno
Cobre	1.5–3.0 mg†	1.5–3.0 mg†	2.0 mg
Cromo	50–200 mcg†	50–200 mcg†	Ninguno
Fluoruro	1.5–4.0 mg†	1.5–4.0 mg†	Ninguno
Fósforo	800 mg	800 mg (1,200 mg si está embarazada o amamantando)	1 g (1,000 mg)
Hierro	10 mg	15 mg (30 mg si está embarazada)	18 mg
Magnesio	350 mg	280 mg (320 mg si está embarazada; 355 mg si está amamantando)	400 mg
Manganeso	2.0–5.0 mg†	2.0–5.0 mg†	Ninguno
Molibdeno	75–250 mcg†	75–250 mcg†	Ninguno

Beneficio	Fuentes alimenticias
Curación de heridas; crecimiento; apetito; producción de espermas	Ostras, carne de res magra, germen de trigo, mariscos, habas blancas, legumbres, nueces, carne de aves, productos lácteos
Ayuda la digestión, funciona con sodio para mantener equilibrio de líquidos	Alimentos con sal
Formación de células de sangre y de tejido conectivo	Ostras y otros mariscos, nueces, cerezas, cocoa, champiñones, cereales de granos integrales, huevos, pescado, legumbres
Metabolismo de carbohidratos	Granos integrales, brócoli, jugo de uvas, jugo de naranja, azúcar morena, carnes, pimienta negra, levadura de cerveza, queso
Fortalece el esmalte de la dentadura	Agua fluororizada, pescado, té
Metabolismo de energía; con calcio fortalece huesos y dentadura	Carnes, pescado, carnes de ave, huevos, productos lácteos, cereales
Lleva el oxígeno en la sangre; metabolismo de la energía	Almejas, espárragos, carnes, pollo, ciruelas secas, pasas, espinaca, semillas de calabaza, sojas, tofu
Ayuda la función muscular y nerviosa; huesos fuertes	Melado, nueces, espinaca, germen de trigo, semillas de calabaza, mariscos, productos lácteos, papas cocidas, brócoli, plátanos amarillos
Formación de huesos y tejidos conectores; metabolismo de grasas y carbohidratos	Nueces, cereales integrales, legumbres, té, frutas secas, espinaca y otras verduras de hojas verdes
Metabolismo de nitrógeno	Legumbres, carnes, cereales integrales, panes, leche y productos lácteos

(continúa)

LO QUE USTED NECESITA —Continuación

Nutriente	RDA para hombres	RDA para mujeres	DV
Minerales —Continuación			
Potasio	2,000 mg**	2,000 mg**	3,500 mg
Selenio	70 mcg	55 mcg (65 mcg si está embarazada; 75 mcg si está amamantando)	Ninguno
Sodio	500 mg**	500 mg**	2,400 mg
Yodo	150 mcg	150 mcg (175 mcg si está embarazada; 200 mcg si está amamantando)	150 mcg

*Unidades internacionales

†El Valor es el Consumo Diario Aproximado Seguro y Adecuado. No hay RDA para este nutriente.

**El Valor es el Requerimiento Mínimo Aproximado. No hay RDA para este nutriente.

Beneficio	Fuentes alimenticias
Controla el equilibrio de ácidos en el cuerpo; con el sodio mantiene equilibrio de líquidos	Papas cocidas, aguacates, frutas secas, yogur, cantaloup, espinaca, plátanos amarillos (guineos)
Ayuda a la vitamina E a proteger las células y el tejido del cuerpo	Carnes, cereales integrales, productos lácteos, pescado, mariscos, champiñones
Equilibrio de líquidos; función del sistema nervioso	Sal, alimentos procesados, salsa de soya, condimentos
Mantiene la adecuada función de la tiroides	Espinaca, langosta, camarones, ostras, leche, sal yodada

SEGUNDA PARTE

**REMEDIOS NATURALES PARA
25 PROBLEMAS DE LA SALUD**

ALERGIAS

Imagínese tener una alarma en su carro que es demasiado sensible y activa un chillido que se oye hasta en la China con la más mínima provocación. Si es uno de los 50 millones de estadounidenses con alergias respiratorias, usted tiene un problema parecido con su sistema inmunológico: éste trata el polvo inofensivo, el polen y el pelo de mascotas como si fueran el enemigo.

Si usted es alérgico, con entrarle tan sólo una partícula muy pequeña del alérgeno correspondiente, su sistema inmunológico se pone a la defensiva. La reacción del cuerpo al alérgeno consiste en liberar histamina, la sustancia química que nos provoca esa maldita hinchazón, el goteo en nuestra nariz y senos y hace nuestros ojos llorosos. Las inyecciones de alergia y antihistamínicos pueden controlar sus síntomas, pero hay otras cosas que usted también puede hacer. Los remedios naturales en este capítulo —usados con cuidado médico y la aprobación de su doctor— pueden ayudar a prevenir o aliviar problemas alérgicos, de acuerdo con algunos profesionales de salud.

Consulte al médico cuando...

- **Tenga nuevos síntomas, entre ellos urticaria o dificultades para respirar, solos o con congestión severa del pecho.**

Alimentos

Algunas alergias pueden ser causadas por congestión a causa de la ingestión de alimentos inadecuados, dice el Dr. Elson Haas, director del Centro de Medicina Preventiva de Marín, en San Rafael, California. Él sugiere su dieta desintoxicadora de tres semanas (vea "Cómo desintoxicarse" en la página 18).

Aromaterapia

Para aliviar rápidamente a esos ojos llorosos y esa nariz que gotea sin parar cuando tenemos la fiebre del heno, la recomendación de Victoria Edwards, aromaterapeuta en Fair Oaks, California, es mezclar una gota de aceite esencial de ciprés y una de hisopo en la palma de la mano. Aplique esta mezcla en la parte de atrás de la lengua con la punta del dedo. Edwards recomienda que se repita este remedio cada pocas horas cuando los síntomas de la fiebre del heno lo molesten. "No sabe muy bien que digamos, pero ayuda a despejar la cabeza inmediatamente, y los efectos duran de una a dos horas", dice ella.

Para información sobre cómo preparar y administrar aceites esenciales, y precauciones sobre su uso, vea la página 25. Para información sobre la compra de aceites esenciales, consulte la lista de tiendas en la página 173.

Homeopatía

"La fiebre del heno aguda comúnmente se trata con la homeopatía", de acuerdo a Judyth Reichenberg–Ullman, N.D., médica naturópata en Edmonds, Washington, Si usted está estornudando mucho, su nariz está goteando, y sus ojos están llorosos y sufren de picazón, la Dra. Reichenberg–Ullman recomienda probar cepa *Allium 30C* una o dos veces al día hasta que se empiece a sentir mejor. La misma dosis de *Sabadilla* puede ayudar a la gente que tiene ataques violentos de estornudos además de otros síntomas de la fiebre del heno, dice ella.

Para las personas cuyos síntomas principales son ojos irritados y llorosos, se aconseja tomar *Euphrasia 30C* una o dos veces al día, según la Dra. Reichenberg–Ullman. Si uno de estos remedios no parece ayudar en el término de siete días, dice, consulte a su médico u homeópata.

Todos estos remedios están disponibles en muchas tiendas de productos naturales. Para comprar remedios homeopáticos por correspondencia, consulte la lista de tiendas en la página 173.

Vitaminas y minerales

Algunas personas con alergias se pueden aliviar si toman 5,000 unidades internacionales (*I.U.* por sus siglas en inglés) de la vitamina A al día, dice Richard Gerson, Ph.D. Él también recomienda que se obtengan más ácidos grasos esenciales, tales como aquellos presentes en el aceite de semilla de lino (*flaxseed oil*). El aceite de semilla de lino está disponible en forma de líquido y de cápsula en la mayoría de las tiendas de productos naturales.

ANSIEDAD

La preocupación es una realidad de la vida. Pero si está tan estresado que con frecuencia le viene sudor frío, se le acelera el pulso y su presión arterial se le pone por las nubes, usted puede haber cruzado la frontera de la preocupación y llegado a la tierra hostil de la ansiedad.

La ansiedad es frecuentemente vaga y no tiene dirección, un sentimiento hondo de que algo terrible está a punto de pasar. A diferencia de los miedos concretos (de enfermedad o de perder el trabajo, por ejemplo), la ansiedad es con frecuencia el resultado de lo que años atrás se llamaban "problemas prestados". Las personas ansiosas se imaginan los peores escenarios posibles y se pasan muchísimo tiempo anticipando y temiendo cosas que probablemente nunca pasarán. Si tiene una ansiedad persistente, busque consejo profesional. Pero los remedios naturales a continuación —usados con cuidado médico y la aprobación de su doctor— también pueden reducir y aliviar el problema, de acuerdo con algunos profesionales de salud.

Consulte al médico cuando...

- **Experimente ataques de pánico, que son períodos cortos e inexplicables de miedo e insatisfacción intensos.**

- **Su ansiedad cause síntomas físicos crónicos, entre ellos dolores de cabeza, mareos, falta de aire, dolores de pecho o estómago o problemas intestinales.**

- **Su ansiedad haga que usted evite ciertas personas, lugares o situaciones.**

Alimentos

Lo que usted no come puede ser aún más importante que lo que come, dice el Dr. Julian Whitaker, fundador y presidente del Whitaker Wellness Center, una clínica en Newport Beach, California. Él recomienda evitar el alcohol, la cafeína y el azúcar, porque tienden a empeorar la ansiedad. Si no los puede evitar, sugiere que por lo menos los disminuya.

Aromaterapia

Aceites "relajantes" como lavanda (espliego, alhucema), geranio, *ylang-ylang*, bergamota y toronjil (melisa) son muy buenos para calmar nervios que están de punta, particularmente cuando se usan juntos, dice el consultor aromático de Los Ángeles, John Steele. Él sugiere que se mezclen dos, tres o cuatro de estos aceites en partes iguales y que se guarde la mezcla en una botella de cinco mililitros. Luego, cada vez que se sienta ansioso, dice, usted puede usar 50 gotas de esta mezcla en un difusor o en una lámpara aromática. También puede agregar 6 gotas de la mezcla a un baño caliente (revolviéndolo suavemente para dispersar) o hacer un aceite de masaje al agregar 10 gotas de la mezcla a 1 onza (30 ml) de un aceite portador como el de almendra o el de oliva. (Los aceites portadores están disponibles en la mayoría de las tiendas de productos naturales.)

Para información sobre cómo preparar y administrar aceites esenciales, y precauciones sobre su uso, vea la página 25. Para información sobre la compra de aceites esenciales, consulte la lista de tiendas en la página 173.

Hierbas

Para un té relajante, Mary Bove, L.M., N.D., médica naturópata y directora de la Clínica Naturopática de Brattleboro en Vermont, sugiere mezclar lavanda (espliego, alhucema), avena, tilo (tilia), nébeda (yerba de los gatos, hierba gatera, calamento) y toronjil (melisa). (Aunque por lo general la avena se considera un alimento, también tiene un efecto medicinal, y los herbolarios la recomiendan para varios problemas de salud.) Busque estas hierbas secas en la mayoría de las tiendas de productos naturales. La Dra. Bove aconseja comprar ½ onza (14 g) de cada una de las hierbas secas en forma picada, y luego mezclarlas. Para hacer suficiente té para durar un día, de acuerdo a la Dra. Bove, es necesario usar cuatro cucharadas de esta mezcla de hierbas por cuarto de galón (950 ml) de agua hirviendo. Vierta el agua en las hierbas y deje en infusión por aproximadamente diez minutos. Cuele hasta que solamente quede líquido, luego beba el té mientras esté todavía caliente. La Dra. Bove dice que el té se puede endulzar, si así lo desea. Ella sugiere que se beba una taza después de cada comida y hasta seis tazas al día si es necesario.

Homeopatía

Una dosis de *Ignatia 6X* cada 15 minutos puede ayudar a reducir el miedo y la ansiedad, de acuerdo con la Dra. Maesimund Panos, médica homeópata en Tipp City, Ohio. Sin embargo, ella aconseja no exceder las cuatro dosis, ya que una repetición excesiva de *Ignatia* puede en realidad aumentar la ansiedad.

"El *Gelsemium* es otro remedio excelente que puede ayudar a tratar el miedo al escenario o la anticipación de una prueba dura como una conferencia importante de negocios", dice la Dra. Panos. "Si usted tiene ansiedad acompañada de diarrea, ése es un indicio fuerte para *Gelsemium*." Como con *Ignatia*, Panos recomienda tomar una dosis de *Gelsemium 6X* cada 15 minutos hasta que empiece a sentirse más tranquilo, sin exceder cuatro dosis.

El *Gelsemium* y la *Ignatia* se pueden comprar en muchas tiendas de productos naturales. Para comprar remedios homeopáticos por correspondencia, consulte la lista de tiendas en la página 173.

Masaje

Usted puede aliviar la ansiedad con un automasaje *Hellerwork* de 15 minutos, dice Dan Bienenfeld, profesional certificado de *Hellerwork*, masajista y director del Centro de Artes Curativas de Los Ángeles. El masaje (página 162) aliviará la tensión en los músculos, lo cual con frecuencia ocurre cuando usted está nervioso o ansioso, dice él.

Relajamiento y meditación

Cualquiera de las técnicas de relajamiento y meditación mencionadas en este libro, tales como la meditación de atención total, *autogenics*, relajamiento progresivo y estiramiento, aliviarán la ansiedad, dice Sundar Ramaswami, Ph.D., psicólogo clínico en el Centro Comunitario de Salud Mental F.S. Dubois en Stamford, Connecticut. Es cuestión de encontrar el que funcione mejor para usted. Para una descripción breve de cada una de estas técnicas y de cómo aplicarlas, vea la página 65.

Vitaminas y minerales

Un aminoácido disponible en forma de suplemento en la mayoría de las tiendas de productos naturales puede ayudar a aquellos propensos a sufrir de ansiedad, dice el Dr. Julian Whitaker, fundador y presidente del Whitaker Wellness Center, una clínica en Newport Beach, California. "Se llama GABA (ácido gama-aminobutítico), y yo recomiendo que se tomen 750 miligramos tres veces al día, después de las comidas." Whitaker dice que GABA tiene un efecto calmante.

ARRUGAS

Se acuerda cuando su mamá le decía que no hiciera esas muecas porque la cara se le iba a quedar arrugada? Bueno, parece que su mamá tenía razón. A lo largo de los años, la piel desarrolla una "memoria" de sus movimientos faciales más comunes, entre ellos entrecerrar los ojos, fruncir el ceño y levantar las cejas. El resultado, lamentablemente, son las arrugas.

Otras cosas causan arrugas también. Todo aquello que le quita humedad a su piel, como lavarse la cara o usar demasiados astringentes, puede crear problemas. Pero el peor de los enemigos es la exposición excesiva a los rayos ultravioletas del sol. Los expertos recomiendan usar una loción antisolar con un factor de protección solar (*SPF* por sus siglas en inglés) de 15 sobre la piel expuesta cada vez que salga. Los remedios naturales en este capítulo, usados con la aprobación de su médico, pueden ayudar a prevenir o revertir el problema de las arrugas, de acuerdo con algunos profesionales de salud.

Consulte al médico cuando...

• **Sus arrugas realmente le molesten e interfieran con la forma en que usted se siente con respecto a su apariencia.**

Aromaterapia

Para minimizar su apariencia y prevenir nuevas arrugas, la aromaterapeuta de Fair Oaks, California, Victoria Edwards, sugiere un aceite facial que revitaliza la piel que ella dice que descubrió por casualidad. "Cuando mi hija tuvo varicela, yo lo inventé para que no le quedaran marcas en la piel, pero descubrí que es también excelente para *mi* piel", explica ella.

Para prepararlo, dice Edwards, agregue 1 gota de aceite esencial de rosa y 2 gotas de aceite esencial *everlast* (también llamado *immortelle* o *helichrysum*) a 1 onza (30 ml) de aceite esencial de semilla de rosa. (En inglés, *rose hip seed oil*.) Ella recomienda guardar la mezcla en una botella de vidrio oscuro y aplicársela todas las mañanas, inmediatamente después de limpiarse el cutis. Esta mezcla tiene un aroma agradable y mantiene a la piel hidratada, de acuerdo a Edwards.

"Es un poco caro de preparar por el aceite de rosa", admite la aromaterapeuta. "Pero una provisión para seis meses costará menos de $100, lo cual es menos de lo que muchas mujeres pagan en las tiendas de cosméticos por productos que no dan los resultados que se supone tienen que dar."

Para información sobre cómo preparar y administrar aceites esenciales, y precauciones sobre su uso, vea la página 25. Para información sobre la compra de aceites esenciales, consulte la lista de tiendas en la página 173.

Masaje

Dos rutinas diarias de automasaje pueden revitalizar y relajar el tejido facial y la piel, dice Monika Struna, autora de *Self-Massage* (Automasaje). La primera, llamada palmaditas, se hace mientras usted se para con los pies separados entre sí a una distancia de aproximadamente 1 pie (30 cm). Inclínese hacia adelante levemente a la altura de la cintura para lograr equilibrio. Luego empiece a dar palmaditas a su cara como si estuviera cacheteándola suavemente con los lados inferiores de los dedos. Trabaje en el lado izquierdo de la cara con su mano izquierda y en el lado derecho con la mano derecha. Siga dándole palmaditas a sus mejillas y los lados de la cara por 15 ó 20 segundos.

La segunda técnica se conoce como liberación de arrugas. Coloque las yemas de los dedos de su mano derecha en el centro derecho de la frente y las yemas de los dedos de la mano izquierda en el centro izquierdo de la frente. Aplique una presión moderada, de manera que pueda sentir la capa del tejido que está situado debajo de la piel exterior. Luego mueva los dedos hacia adelante y hacia atrás como lo haría si estuviera lavándose el cabello. Tenga cuidado y no mueva los dedos muy lejos y estire la piel. Haga esto por pocos segundos, luego mueva los dedos a través de la frente a los costados de la cara, abajo y atrás a través de las mejillas. Siga moviendo las manos sobre la cara, bajándolas hacia el lado izquierdo con la mano izquierda y hacia el lado derecho con la mano derecha. Struna dice que esto sirve de ayuda para relajar y revitalizar el tejido debajo de la piel, donde empiezan las arrugas. Siga por 30 ó 60 segundos.

ARTRITIS

La artritis es en realidad varias enfermedades, todas distintas, que afectan las articulaciones. La forma más común es la osteoartritis, la cual afecta a casi 16 millones de estadounidenses, la mayoría de ellos mayores de 45 años de edad. La osteoartritis generalmente ataca las articulaciones que soportan peso, tales como los tobillos, las rodillas y las caderas pero también puede afectar a los dedos, las muñecas, los codos, la columna y el cuello. El dolor es causado por la descomposición gradual del cartílago, que es el material denso y esponjoso que amortigua las articulaciones.

Otra forma común de la enfermedad es el reuma articular, el cual afecta a aproximadamente dos millones de estadounidenses. El reuma articular puede afectar a una persona a los 20 años de edad, atacando el revestimiento de las articulaciones y causando dolor e inflamación severa.

Si usted sospecha que tiene artritis, vea a un médico. Pero los remedios naturales abajo —en conjunción con cuidado médico y si se usan con la aprobación de su doctor— también pueden ayudar a aliviar el dolor de la artritis, de acuerdo con algunos profesionales de salud.

Consulte al médico cuando...

- **Sus articulaciones estén rígidas por la mañana pero se aflojan más tarde en el día.**

- **Su rigidez dure más de seis semanas.**

- **Tenga un dolor de articulación fuerte que no responde al calor, el hielo o la aspirina.**

- **Su articulación esté caliente, roja, hinchada o muy dolorida.**

- **Experimente rigidez después de una herida en la articulación.**

- **Sus articulaciones permanezcan hinchadas aun después de tomar aspirina o ibuprofén.**

- **Tenga escalofríos o fiebre así como articulaciones hinchadas.**

- **Ya haya sido diagnosticado con artritis pero nota un tipo nuevo o distinto de hinchazón en las articulaciones.**

Alimentos

Muchos estudios han demostrado que una dieta vegetariana es muy beneficiosa para ayudar, aliviar y hasta eliminar el dolor de artritis, dice el Dr. Neal Barnard, presidente de la Comisión de Médicos para Medicina Responsable en Washington, D.C. "No sabemos exactamente por qué, pero cuando le quitamos a los pacientes las comidas de fuentes animales, en algunos casos su artritis desaparece completamente. Esto se aplica particularmente a los lácteos y las carnes."

Aromaterapia

Cuando la artritis duele, una mezcla de aceites aromáticos masajeados en las articulaciones doloridas ayudará, según dice Judith Jackson, aromaterapeuta en Greenwich, Connecticut. La "receta" de Jackson para la artritis consiste en seis gotas de aceite esencial de romero y seis gotas de manzanilla agregadas a 4 onzas (120 ml) de un aceite portador como el de almendra, aguacate (palta), frijol (habichuela) de soya y sésamo. (Los aceites portadores están disponibles en casi todas las tiendas de productos naturales.) Para un alivio adicional, ella aconseja agregar diez gotas de romero y diez gotas de manzanilla a un baño caliente y remojarse por diez minutos.

Para información sobre cómo preparar y administrar aceites esenciales, y precauciones sobre su uso, vea el capítulo "Aromaterapia" en la página 25. Para información sobre la compra de aceites esenciales, consulte la lista de tiendas en la página 173.

Homeopatía

El *Rhus toxicodendron* ayudará a aliviar las articulaciones doloridas acompañadas por rigidez en el cuello y en la región lumbar de la espalda que se empeoran con el frío y se mejoran durante los días secos y cálidos o después de hacer ejercicios, dice la Dra. Cynthia Mervis Watson, médica familiar especializada en terapias de hierbas y homeopatía en Santa Mónica, California. Ella aconseja tomarse una dosis de 30C una vez al día o de 12C dos veces al día. Una dosis similar de *Bryonia* ayudará si usted tiene articulaciones rígidas y doloridas que están calientes e hinchadas y empeoran con el movimiento, agrega la Dra. Watson. También dice que una dosis de 30C de *Cimicifuga* es un buen remedio si usted tiene un sentimiento incómodo y de incapacidad para descansar y músculos doloridos que empeoran con el frío y por la mañana. La Dra. Watson recomienda que se tome cualquiera de estos remedios en las dosis indicadas hasta que empiece a sentirse mejor.

Rhus toxicodendron, *Bryonia* y *Cimicifuga* se pueden comprar en muchas tiendas de productos naturales. Para comprar remedios homeopáticos por correspondencia, consulte la lista de tiendas en la página 173.

Jugos

El jugo de cerezas negras es bueno para la artritis, dice Eve Campanelli, Ph.D., médica holística de medicina familiar en Beverly Hills, California.

Ella calcula que alrededor de un 85 por ciento de sus pacientes con artritis obtienen por lo menos alivio parcial al beber dos vasos de este jugo dos veces al día (cada vaso contiene 4 onzas/120 ml de jugo diluido con 4 onzas de agua). "El jugo fresco es siempre mejor, pero aún el jugo concentrado de cerezas negras parece beneficiar la artritis", dice ella. Campanelli agrega que usted puede interrumpir este tratamiento una vez que el dolor desaparezca.

"Las personas con reuma articular deben incluir en sus dietas diarias jugos ricos en nutrientes antiinflamatorios", dice Cherie Calbom, M.S., nutricionista certificada en Kirkland, Washington. Ella dice que estos nutrientes incluyen betacaroteno (presente en perejil, brócoli y espinaca) y cobre (presente en zanahorias, manzanas y jengibre). Calbom también ha visto el reuma articular mejorar con un vaso o dos al día de jugo de piña (ananá). "Es la única fuente conocida de enzima bromelina, que tiene fuertes propiedades antiinflamatorias", dice.

Calbom también advierte que ciertos jugos pueden causar reacciones adversas en personas con la osteoartritis. "Evite frutas cítricas, y tenga cuidado con vegetales de la familia solana (hierba mora), entre ellos papas, tomates, pimientos y berenjenas", dice Calbom. "Los cítricos parecen promover hinchazones y los solanos contienen alcaloides *psyllium*, lo cual crea problemas en algunas personas."

Para información sobre técnicas de hacer jugos, vea la página 50.

Masaje

Si usted tiene la osteoartritis, un masaje suave lo puede ayudar a aliviar el dolor, dice Elliot Greene, ex presidente de la Asociación Estadounidense de Terapia de Masaje. Empiece por poner un poco de aceite vegetal o de masaje en las yemas de sus dedos, para que estos se deslicen más fácilmente por la piel. Luego trabaje lentamente alrededor de la articulación afectada, realizando círculos pequeños y suaves con las yemas de los dedos. Es mejor evitar masajes directamente en la articulación; mantenga los dedos justo arriba o justo abajo de la articulación sin masajearla. Trabaje en el área alrededor de la articulación por tres o cinco minutos cada día.

Un masaje suave también puede ayudar a reducir las hinchazones en el reuma articular, dice Greene. Él sugiere usar la técnica *effleurage* (página 159) para trabajar el músculo y el tejido alrededor de la articulación con las yemas de los dedos. Asegúrese de usar aceite o crema en sus dedos para hacer el masaje más suave. Greene recomienda trabajar en el área de cinco a diez minutos al día.

Relajamiento y meditación

Practicar el relajamiento basado en estiramiento por 20 minutos dos veces al día puede ayudar a controlar el dolor, dice Charles Carlson, Ph.D., profesor de psicología de la Universidad de Kentucky en Lexington. Vea la página 166 para una secuencia de relajamiento basado en a estiramiento.

Vitaminas y minerales

Para la osteoartritis, el Dr. David Edelberg, internista y director médico del Centro Holístico Estadounidense en Chicago, sugiere que se use la dieta de sensibilidad a las comidas (Vea "Sensibilidad a las comidas: Comidas 'sanas' que enferman" en la página 22) para eliminar todo alimento que pueda tener un papel en la causa del problema. Edelberg también dice que las personas con la osteoartritis pueden usar el siguiente régimen de suplementos para ayudar a aliviar el dolor: 500 miligramos de sulfato de glucosamina (*glucosamine sulfate*) tres veces al día (el Dr. Edelberg dice que hay que tener paciencia porque a este suplemento le toma aproximadamente un mes para funcionar); 400 unidades internacionales de la vitamina E dos veces al día; 200 microgramos de selenio dos veces al día; y 1,000 miligramos de la vitamina C dos veces al día. El sulfato de glucosamina se puede conseguir en la mayoría de las tiendas de productos naturales.

Para el reuma articular, el Dr. Edelberg sugiere la dieta de sensibilidad a las comidas. También señala que una persona con reuma articular puede probar la siguiente combinación de suplementos: 250 miligramos de picolinato de cinc (*zinc picolinate*) dos veces al día; un miligramo de cobre dos veces al día; 200 microgramos de selenio dos veces al día; de dos a tres cápsulas de bromelina (una enzima digestiva) tres veces al día, entre comidas; y una cápsula de aceite de borraja (*borage oil*) dos veces al día. Las cápsulas de bromelina y aceite de borraja se pueden adquirir en la mayoría de las tiendas de productos naturales.

ASMA

Es lo más vital que usted hace cada día, pero usted ni siquiera piensa en ello. A menos que sea uno de los 12 millones de estadounidenses con asma —entonces usted sí valora su capacidad para respirar.

La dificultad para respirar, la tos y la tensión en el pecho que son síntomas propios del asma son causados por la inflamación de los bronquios, que son los tubos que transportan aire en los pulmones. Durante un ataque de asma, esta hinchazón empeora, y los tubos bronquiales se vuelven más estrechos. El asma también puede hacer las glándulas mucosas funcionar tiempo adicional, produciendo un líquido grueso y pegajoso que congestiona las vías de aire.

Con frecuencia, los ataques de asma son provocados por alergias. Emociones fuertes como el miedo y la ansiedad también pueden producir un ataque. Vea a un médico si piensa que tiene asma. Pero los remedios naturales en este capítulo —usados con cuidado médico y la aprobación de su doctor— pueden proporcionar alivio, de acuerdo con algunos profesionales de salud.

Consulte al médico cuando...

- **Necesite usar medicación más frecuentemente o en dosis mayores.**

- **Tenga mucha dificultad para respirar o experimente un ataque de asma que no puede controlar.**

Aromaterapia

Para tratar su propia asma, la herbolaria de San Francisco Jeanne Rose mezcla cuatro partes de aceites esenciales de eucalipto, dos partes de lavanda (espliego, alhucema), dos de mirra y tres de manzanilla romana. "Yo guardo la mezcla en su propia botella y la uso en un difusor o saco un poco con un sifón y la mezclo con aceite de oliva (que se puede conseguir en la mayoría de tiendas de productos naturales) y la uso como una pomada (ungüento) para el pecho a la hora de ir a la cama", dice Rose, presidenta de la Asociación Nacional para Aromaterapia Holística. Diez gotas de esta mezcla de aceites esenciales con 90 gotas (aproximadamente $\frac{1}{8}$ onzas o 4 ml) de aceite de oliva hacen una pomada excelente, dice Rose.

Dado que las personas con asma son propensas a tener alergias, deben tener cuidado cuando usan en un difusor aceites que no conocen, explica Rose. Ella recomienda alejarse del difusor después de activarlo y luego acercarse gradualmente para asegurarse de que la fragancia no es irritante.

Para información sobre cómo preparar y administrar aceites esenciales, y precauciones sobre su uso, vea la página 25. Para información sobre la compra de aceites esenciales, consulte la lista de tiendas en la página 173.

Homeopatía

Aunque el tratamiento del asma generalmente requiere cuidado médico, algunos remedios homeopáticos pueden aliviar temporalmente sus síntomas mientras espera ver a su médico u homeópata, de acuerdo con la Dra. Maesimund Panos, médica homeópata en Tipp City, Ohio. Si su ataque de asma ocurre poco tiempo después de medianoche y se siente ansioso e inquieto, o si se siente incómodo y sofocado cuando se acuesta, la Dra. Panos sugiere probar una dosis de *Arsenicum 6X* cada 15 minutos. Pero no exceda las cuatro dosis, advierte Panos.

Si usted se siente peor por la noche o después de comer o de hablar, o si el ataque ocurre después de una serie larga y espasmódica de tos acompañada de vómitos y náuseas, la Dra. Panos sugiere probar hasta cuatro dosis de *Carbo vegetabilis 6X* cada 15 minutos. Ella agrega que una dosis similar de *Ipecacuanha* ayudará si usted tiene ataques repentinos de tos o dificultad para respirar y siente como si tuviera un peso en su pecho que lo sofoca.

Arsenicum, *Carbo vegetabilis* e *Ipecacuanha* se pueden adquirir en la mayoría de las tiendas de productos naturales. Para comprar remedios homeopáticos por correspondencia, consulte la lista de tiendas en la página 173.

Jugos

Dado que contienen compuestos que relajan los músculos bronquiales y previenen los espasmos, las cebollas se han usado durante mucho tiempo en el tratamiento del asma, escribe Michael Murray, N.D., médico naturópata. El Dr. Murray recomienda mezclar 2 onzas (60 ml) de jugo de cebollas con 2 onzas de jugo de zanahorias y 2 onzas de jugo de perejil, y tomar la mezcla dos veces al día. Use este remedio en combinación con un tratamiento médico apropiado, agrega.

Para información sobre técnicas de hacer jugos, vea la página 50.

Relajamiento y meditación

La técnica de *autogenics* puede ayudar a aliviar el asma bronquial, de acuerdo a Martha Davis, Ph.D., Elizabeth Robbins Eshelman y Matthew

McKay, Ph.D. Practique sesiones de dos minutos con la técnica de *autogenics* descrita en la página 72 diez veces al día, sugiere Martin Shaffer, Ph.D., director ejecutivo del Instituto de Manejo del Estrés en San Francisco, California.

Vitaminas y minerales

Use la dieta de sensibilidad a las comidas (vea "Sensibilidad a las comidas: Comidas 'sanas' que enferman" en la página 22) para eliminar cualquier alimento que pueda jugar un papel en la causa del problema, sugiere el Dr. David Edelberg, internista y director médico del Centro Holístico Estadounidense en Chicago. Edelberg dice también que las personas con asma pueden usar el siguiente régimen nutritivo para ayudar a controlar su afección: 50 miligramos de vitamina B_6 tres veces al día; 3,000 miligramos de la vitamina C dos veces al día (dice que hay que reducir la dosis si se tiene diarrea); 400 miligramos de magnesio aspartate dos veces al día; 500 miligramos de *N-acetylcysteine* dos veces al día; y 333 miligramos de quercetina dos veces al día. *N-acetylcysteine* y quercetina se pueden conseguir en la mayoría de las tiendas de productos naturales.

CARDIOPATÍA

La cardiopatía es un problema serio, y si tiene algo de bueno es que al fin la estamos tomando en serio. Las tasas de mortalidad están bajando a medida que aprendemos a comer menos grasa, hacer más ejercicio y dejar de fumar. Y los remedios naturales en este capítulo —usados en conjunción con cuidado médico y la aprobación de su doctor— pueden ayudar a prevenir o revertir la cardiopatía, de acuerdo con algunos profesionales de salud.

Consulte al médico cuando...

- Sienta una presión molesta, sensación de lleno o tensión en el pecho que dura unos minutos y desaparece y luego vuelve.

- Sienta el dolor extendiéndose a los hombros, el cuello y los brazos.

- Tenga molestias en el pecho junto a desmayos, náuseas y problemas para respirar.

Alimentos

Una dieta baja en grasas y rica en fibras no solamente puede prevenir la cardiopatía sino que puede en realidad ayudarlo a comenzar el proceso de revertirla, dice el Dr. Michael A. Klaper, especialista en medicina nutritiva en Pompano Beach, Florida, y director del Instituto de Educación e Investigación de la Nutrición, una organización con sede en Manhattan Beach, California, que enseña a los médicos sobre la nutrición y su relación con distintas enfermedades. "Eso significa comer poca o ninguna carne, productos lácteos y comidas procesadas, todas las cuales son altas en grasa saturada, y comer más granos, legumbres, frutas, vegetales y semillas orgánicamente producidos tan frescos e integrales como sea posible."

Vitaminas y minerales

Muchas vitaminas y minerales han demostrado reducir o hasta revertir los síntomas de la cardiopatía, dice Richard Anderson, Ph.D., director científico del Laboratorio de Requerimientos y Funciones de Nutrientes del Centro de Investigación de Nutrición Humana del Departamento de Agricultura de los Estados Unidos en Beltsville, Maryland. De acuerdo al Dr. Anderson, la investigación científica demuestra que tomar 400 microgramos de cromo diariamente puede hacer bajar el colesterol y mejorar la función arterial en general.

El magnesio también puede proteger contra la cardiopatía, dice el Dr. Michael Janson, director del Centro de Medicina Preventiva en Barnstable, Massachusetts, y funcionario del Colegio Estadounidense para el Avance de la Medicina. Él recomienda un suplemento de 400 miligramos cada día.

Las vitaminas antioxidantes también pueden ayudar, de acuerdo al Dr. Janson. Él dice que muchos expertos recomiendan tomar suplementos diarios de 15 miligramos (25,000 unidades internacionales, *IU* por sus siglas en inglés) de betacaroteno, de 1,000 a 1,500 miligramos de la vitamina C, de 400 a 800 IU de la vitamina E y aproximadamente 200 microgramos de selenio.

Una persona con cardiopatía puede usar el siguiente régimen de vitaminas, minerales y hierbas para ayudar a controlar o revertir la afección, dice el Dr. David Edelberg, internista y director médico del Centro Holístico Estadounidense en Chicago: cápsulas de aspartato de magnesio/potasio dos veces al día; 30 miligramos de coenzima Q–10 tres veces al día; 1,000 miligramos de la vitamina C tres veces al día; 400 IU de la vitamina E dos veces al día; 200 microgramos de selenio al día; 50 miligramos de la vitamina B_6 al día; 500 miligramos de carnitina tres veces al día; una cápsula de la hierba baya de espino (*hawthorn berry*) tres veces al día; y una cápsula de la hierba *Ginkgo biloba* (biznaga) tres veces al día. Algunos fabricantes combinan todos estos suplementos de dieta en una cápsula, según el Dr. Edelberg; éstas se pueden adquirir en la mayoría de las tiendas de productos naturales.

COLESTEROL ALTO

Muchos de nosotros conocemos nuestros niveles de colesterol tan bien como conocemos nuestro número de teléfono, y por buenas razones: el colesterol alto es un factor de riesgo para los ataques cardíacos que matan a más de medio millón de estadounidenses al año.

El colesterol en sí mismo no es nocivo. Producido en el hígado, es necesario para ciertas funciones metabólicas. Pero demasiado colesterol en el torrente sanguíneo resulta en la formación de placa, una sustancia pegajosa que se acumula y obstruye las arterias, lo cual puede llevar a un ataque cardíaco.

Los expertos coinciden en que un nivel total de colesterol deseable es por debajo de 200 mg/dl (miligramos por decilitro de sangre). Sin embargo, es más importante la proporción de la lipoproteína de alta densidad, que es el colesterol "bueno" (*HDL* por sus siglas en inglés) y de la lipoproteína de baja densidad, que es el tipo "malo" que obstruye las arterias (*LDL* por sus siglas en inglés). El HDL ayuda a sacar el LDL de su cuerpo. No fumar, hacer ejercicios y seguir una dieta alta en fibras y baja en colesterol y grasa puede mejorar su nivel de colesterol. Y los remedios naturales en este capítulo —usados en conjunción con cuidado médico y la aprobación de su doctor— pueden ayudar a bajar el colesterol, de acuerdo con algunos profesionales de salud.

Consulte al médico cuando...

- **Experimente una falla repentina en la atención, parálisis, debilidad o pérdida de la consciencia, la visión o la capacidad de hablar.**

- **Experimente dolor o presión en el pecho, especialmente después de hacer ejercicio o de sufrir estrés emocional.**

- **Tenga calambres, dolor o molestias en sus piernas cuando camina, especialmente si está caminando cuesta arriba o cargando objetos pesados.**

Alimentos

Además de evitar carnes, productos lácteos y otras comidas que tienen alto contenido de colesterol dietético y grasa, otra manera de bajar el colesterol es comer más uvas, dice el Dr. Elson Haas, director del Centro de Medicina Preventiva de Marín, en San Rafael, California. "Hay un compuesto en la piel y las semillas de las uvas que ayuda a bajar el colesterol." Él dice que esta es una de las razones por las cuales el vino hecho de las uvas ha demostrado bajar el colesterol. "En realidad, el aceite de semilla de uva ha demostrado en varios estudios que ayuda a bajar el colesterol más que los otros aceites", dice. Él dice que su dieta de desintoxicación (vea "Cómo desintoxicarse" en la página 18) también puede ayudar significativamente a bajar el colesterol.

El ajo es otro alimento que ha demostrado poder bajar el colesterol, dice el Dr. Haas. Y él señala que las toronjas (pomelos), las zanahorias y las manzanas tienen alto contenido de pectina, que reduce los niveles de colesterol al unirse tanto con la grasa dietética como con el colesterol y después sacar a ambos del cuerpo a través del intestino antes de que sean absorbidos por medio del torrente sanguíneo.

Hierbas

Estudios científicos indican que un diente de ajo o su equivalente, diariamente, es efectivo para reducir los niveles de colesterol, de acuerdo con Varro E. Tyler, Ph.D., profesor de farmacognosia (el estudio de los fármacos derivados de fuentes naturales) en la Universidad de Purdue en West Lafayette, Indiana. Él dice que una manera de obtener el equivalente es con suplementos de ajo, una forma procesada de la hierba que está disponible en la mayoría de las tiendas de productos naturales (y en muchas farmacias también). Estos suplementos tienen dos ventajas, dice el Dr. Tyler. La alicina, el ingrediente activo en el ajo, se absorbe mejor en forma de suplemento. Y tomar suplementos le permite escaparse de ese mal aliento que lo va a perseguir si se come el ajo fresco.

El Dr. Tyler dice que la forma más efectiva de un suplemento de ajo son las cápsulas con una capa entérica (*enteric coated*), las cuales pasan por el estómago y se disuelven en el intestino delgado. Pero sin importar la forma que elija, él sugiere que se sigan las dosis recomendadas en la etiqueta.

Relajamiento y meditación

Los estudios sugieren que la meditación puede ayudar a reducir los niveles de colesterol en la sangre, dice el Dr. Roger Walsh, Ph.D., profesor de psiquiatría, filosofía y antropología en la Escuela de Medicina de la Universidad de California en Irvine, California. Para probar la meditación, vea la página 70. Practique esta técnica por 20 minutos una o dos veces al día, sugiere el Dr. Walsh.

Vitaminas y minerales

El primer paso para reducir el colesterol es aumentar la ingestión de fibras y comer más ajo, cebollas, salvado de avena y productos de soya, dice el Dr. David Edelberg, internista y director médico del Centro Holístico Estadounidense en Chicago. Él también dice que las personas con colesterol alto pueden usar el siguiente régimen de vitaminas, minerales y hierbas para ayudar a controlar la afección: 100 miligramos de niacina dos veces al día; 200 microgramos de cromo dos veces al día; 400 miligramos de aspartato de magnesio dos veces al día; 1,200 miligramos de lecitina tres veces al día; 500 miligramos de meta-sitosterol dos veces al día; una cápsula de aceite de pescado tres veces al día; 2,000 miligramos de la vitamina C dos veces al día; una cápsula de *ginseng* dos veces al día; y una cápsula de *guggulipid* dos veces al día (*guggulipid* es una hierba india). Todos estos suplementos están disponibles en la mayoría de las tiendas de salud. Las cápsulas de *guggulipid* se pueden comprar por correspondencia. (Consulte la lista de tiendas en la página 173.)

DEPRESIÓN

Hay una gran diferencia entre la tristeza y la depresión. Todos nos sentimos tristes en algún momento, por ejemplo cuando muere el perro de la familia o cuando una relación romántica se termina.

Pero la depresión es mucho más seria. Es una afección psicológica clínica marcada por sentimientos extremos de desánimo, melancolía y falta de confianza. A diferencia de la tristeza o a sentimientos temporales de dolor, la depresión persiste. La depresión también tiene un costo financiero, ya que cuesta 44 mil millones de dólares por año en tratamientos y pérdida de productividad.

Los expertos creen que uno de cada diez hombres y una de cada cuatro mujeres sufrirán de una fuerte depresión en algún momento de sus vidas. Los medicamentos y la psicoterapia pueden ser los tratamientos con los cuales usted está más familiarizado. Pero los remedios naturales en este capítulo —usados en conjunción con cuidado médico y la aprobación de su doctor— pueden ayudar a aliviar algunos de los síntomas de la depresión, de acuerdo con algunos profesionales de salud.

Consulte al médico cuando...

Experimente al menos cuatro de estos síntomas por al menos dos semanas.

- **Sentimientos de culpa, falta de valor y/o impotencia**
- **Pensamientos de muerte o suicidio**
- **Irritabilidad o inquietud**
- **Dificultad para concentrarse, recordar o tomar decisiones**
- **Fatiga y disminución de energía**
- **Pérdida de interés en actividades comunes, entre ellas el sexo**
- **Tristeza, ansiedad y vacío persistentes**
- **Problemas para dormir, como por ejemplo insomnio, dormir demasiado o despertarse muy temprano**
- **Cambios en el apetito, pérdida o aumento de peso**
- **Sentimientos de pesimismo y falta de esperanza**

Alimentos

El primer paso es eliminar el azúcar, las comidas procesadas, los alimentos con cafeína y el alcohol. Todos ellos pueden empeorar la depresión por sus efectos en la bioquímica del cuerpo, dice el Dr. David Edelberg, internista y director médico del Centro Holístico Estadounidense en Chicago. Él también sugiere usar la dieta de sensibilidad a las comidas (vea "Sensibilidad a las comidas: Comidas 'sanas' que enferman" en la página 22) para eliminar todo alimento que pueda tener un rol en la causa de su depresión. También recomienda un suplemento de hierbas: una cápsula de corazoncillo (hipérico), tres veces al día, que puede ayudar a levantarle el ánimo. El corazoncillo se puede adquirir en la mayoría de las tiendas de productos naturales.

"Yo sugeriría comer más comidas que sean ricas en proteínas —por ejemplo pavo, pollo y pescado", dice Allan Magaziner, D.O., especialista en medicina nutritiva y presidente del Centro Médico Magaziner en Cherry Hill, Neuva Jersey. "Estas comidas contienen niveles altos de compuestos que pueden ayudar a producir neurotransmisores, los cuales pueden levantar el ánimo y aumentar la energía."

Aromaterapia

Inhalar un aroma que levante el ánimo es una terapia maravillosa, dice el consultor de aromaterapia de Los Ángeles, John Steele. Él recomienda aceites florales como los de rosa, jazmín, nerolí, toronjil (melisa) y *ylang ylang* y aceites cítricos como los de toronja (pomelo), limón verde, mandarina y bergamota. "Elija uno que le guste", dice Steele. "Si usted tiene una mala asociación con una fragancia en particular, ésta solamente á empeorar las cosas." Él sugiere inhalar la fragancia directamente de la botella, agregando tres o cuatro gotas de su favorita a un pañuelo un o *Kleenex* e inhalar o agregar de seis a diez gotas a un baño tibio. Para un masaje, dice, use diez gotas de cualquiera de estos aceites.

Para información sobre cómo preparar y administrar aceites esenciales, y precauciones sobre su uso, vea la página 25. Para información sobre la compra de aceites esenciales, consulte la lista de tiendas en la página 173.

Hierbas

El corazoncillo (hipérico) se usa ampliamente en Europa como una alternativa natural de las los medicamentos antidepresivos, dice Varro E. Tyler, Ph.D., profesor de farmacognosia (el estudio de los fármacos derivados de fuentes naturales) en la Universidad de Purdue en West Lafayette, Indiana. (Estudios científicos en animales demuestran que los ingredientes en la hierba pueden estimular células del cerebro.) Para hacer un té medicinal usando corazoncillo (que usted puede adquirir en la mayoría de las tiendas de productos naturales), el Dr. Tyler sugiere verter una taza de agua hirviendo sobre una o dos cucharaditas de la hierba seca. Deje la mezcla en infusión por diez minutos, cuele para que salga la hierba secada, deje que el té se enfríe y luego beba una taza o dos al día, sugiere.

Los resultados son graduales, dice el Dr. Tyler; puede llevar de cuatro a seis semanas antes de que note un cambio positivo en su ánimo. Y él agrega esta nota de precaución: algunas personas de piel muy blanca se vuelven sensibles a los rayos ultravioletas del sol cuando usan este remedio, dice, y si tienen que estar expuestos al sol deben asegurarse de usar una locion antisolar en todas las áreas al descubierto.

Homeopatía

El homeópata Dr. Andrew Lockie sugiere que se tome una dosis de 6C de uno de los siguientes remedios tres veces al día por hasta 14 días para tratar una depresión leve.

Si se siente cansado, exhausto y con escalofríos y si usted es obsesivamente limpio y ordenado, pruebe *Arsenicum*, dice el Dr. Lockie. Él aconseja tomar *Pulsatilla* si usted llora con la más mínima provocación o si necesita mucha atención y confianza. Si se siente irritable y culpa a todos a su alrededor, el Dr. Lockie sugiere probar *Nux vomica*. Si se siente irritable, con frío y propenso a llorar, y si su deseo sexual ha desaparecido, tome *Sepia*, dice él.

Todos estos remedios se pueden adquirir en muchas tiendas de productos naturales. Para comprar remedios homeopáticos por correspondencia, consulte la lista de tiendas en la página 173.

DESEO SEXUAL INHIBIDO

Pasión perdida. Suena como el título de una telenovela, ¿no? Desafortunadamente, no es puro teatro. Es un problema serio que afecta a muchas personas. Se llama deseo sexual inhibido. Los médicos lo definen como una falta de interés en el sexo o una incapacidad para excitarse sexualmente. Las causas posibles varían mucho. A veces hay una razón obvia, como deficiencia hormonal o depresión. Pero muchas veces hay un problema oculto: demasiado estrés, problemas en su relación actual o abuso en el pasado. La terapia, solo o con su pareja, frecuentemente puede ayudarlo. Los remedios naturales en este capítulo —usados en conjunción con cuidado médico y la aprobación de su doctor— pueden ayudar a recuperar el deseo sexual, de acuerdo con algunos profesionales de salud.

Consulte al médico cuando...

- Note una disminución en su deseo de tener relaciones sexuales y no pueda hablar del problema con su pareja.

- Pierda interés en otras actividades que antes había disfrutado mucho.

Alimentos

Las habas (frijoles/habichuelas *fava*) y los frijoles de soya son fuentes excelentes de dopamina, que puede aumentar el deseo sexual, dice el Dr. Julian Whitaker, fundador y presidente del Whitaker Wellness Center, una clínica en Newport Beach, California. Él recomienda aumentar el consumo de estos alimentos ricos en fibras para mejorar su libido. Advertencia: una cantidad muy pequeña de personas de ascendencia mediterránea puede tener una reacción a las habas. Si la piel y los ojos se le vuelven amarillos como consecuencia de ictericia dentro de tres días de haber comido estos frijoles, consulte al médico.

Otros alimentos magros pueden resultar útiles, pero de una manera diferente, de acuerdo con el Dr. Whitaker. Él explica que los alimentos altos en grasa pueden frenar la producción de testosterona, que es la hormona que controla el deseo sexual en hombres y mujeres. Si disminuye la grasa en su dieta, dice, usted puede aumentar la producción de testosterona y aumentar el deseo sexual.

Homeopatía

Use una dosis de 30C de uno de los siguientes remedios una vez al día hasta que note una mejoría, dice Chris Meletis, N.D., médico naturópata y director de la Escuela Nacional de Medicina Naturopática en Portland, Oregon. Si llora con facilidad, es tímido, tiene una personalidad pasiva y no tolera bien el calor, el Dr. Meletis recomienda usar *Pulsatilla*. *Ignatia* es un buen remedio, dice, si su inhibición se debe principalmente a miedo y ansiedad, con síntomas que son peores por la mañana y mejores cuando come. Si tiene miedo y ansiedad, no se puede relajar y se siente peor con música y calor y mejor al aire libre, en habitaciones aireadas y con presión contra la espalda, *Natrum muriaticum* puede ser útil, dice.

Todos estos remedios están disponibles en muchas tiendas de productos naturales. Para comprar remedios homeopáticos por correspondencia, consulte la lista de tiendas en la página 173.

DIABETES

El tanque está lleno y su carrito recién lavado brilla como un diamante. Por dentro está impecable y huele riquísimo gracias al arbolito que puso sobre el retrovisor. Registra sus casetes, y escoge uno de sus favoritos. Se acomoda detrás del volante, preparado para dar un paseo placentero por la ciudad. Pero hay un pequeño problema. Se le olvidaron las llaves.

Lo mismo sucede con la diabetes. Su cuerpo, una máquina increíble, usa una forma de azúcar llamada glucosa para encender su motor. Su cuerpo hace glucosa de las comidas, luego la envía al torrente sanguíneo, donde está disponible para el uso por parte de cada célula.

Pero sin la llave apropiada —insulina— ninguna célula se puede abrir y tomar la energía. A resultado de esto, se aumentan los niveles de glucosa en el torrente sanguíneo con consecuencias peligrosas. Pocas personas con diabetes necesitan inyecciones diarias de insulina.

Las personas con diabetes de tipo II o el tipo no dependiente de la insulina, tienen mayores riesgos de problemas de visión y riñón, cardiopatías y daños nerviosos. En más del 90 por ciento de los casos, cambios en el estilo de vida, como bajar de peso, comer menos grasa y hacer ejercicio diariamente, pueden ayudar a mantener bajo control los niveles de glucosa en la sangre. Si usted tiene diabetes, siga el consejo de su médico. Pero los remedios naturales en este capítulo —usados con cuidado médico y la aprobación de su doctor— pueden ayudar a estabilizar los niveles de azúcar en la sangre, de acuerdo con algunos profesionales de salud.

Consulte al médico cuando...

- **Note que orina con frecuencia.**
- **Tenga hambre y/o sed en extremo.**
- **Pierda peso en forma anormal.**

- Sufra de fatiga extrema.
- Esté más irritable que de costumbre.
- Tenga la vista borrosa.
- Sus cortadas y cardenales tardan en curarse.
- Tenga picazón y entumecimiento en las manos o en los pies.
- Tenga infecciones recurrentes de piel, encías o vejiga.

Alimentos

Limite o elimine la carne, los quesos y otras comidas de fuentes de animales, dice el Dr. Neal Barnard, presidente de la Comisión de Médicos para Medicina Responsable en Washington, D.C. La razón: tienden a ser altos en grasa, lo cual el Dr. Barnard dice puede interferir con la acción de la insulina y aumentar el peso del cuerpo, el colesterol y la presión arterial —todos factores adicionales de riesgo para aquellos con diabetes de tipo I y de tipo II.

Hierbas

En un estudio finlandés, personas con diabetes tipo II (que no depende de la insulina para controlarla) tenían niveles de glucosa más estables cuando toman 200 miligramos de *ginseng* diariamente.

Además, según la Dra. Jill Sanders, una naturópata en Portland, Oregon, la hierba *gingko* (biznaga) puede mejorar su circulación y reducir su riesgo de sufrir daños a los ojos a causa de la diabetes.

Vitaminas y minerales

Una persona con diabetes puede usar el siguiente régimen de vitaminas y minerales para ayudar a controlar la enfermedad, dice el Dr. David Edelberg, internista y director médico del Centro Holístico Estadounidense en Chicago: 1,000 miligramos de la vitamina C tres veces al día; 400 unidades internacionales de la vitamina E dos veces al día; 200 microgramos de cromo dos veces al día; 50 miligramos de vitamina B_6 dos veces al día; 30 miligramos de niacina tres veces al día; y 250 miligramos de niacinamida una vez al día. La niacidamida (*niacinamide*) se puede adquirir en la mayoría de las tiendas de productos naturales.

Dolor de cabeza

Tome una porción de tensión, mezclada con un cuello rígido, niños que gritan y tráfico en la autopista. Mezcle bien con un vaso de vino tinto. ¿El resultado? Un dolor de cabeza instantáneo.

Los dolores de cabeza vienen de todo tamaño y forma. Los dolores de cabeza por tensión son los más comunes. Comienzan cuando los músculos se tensionan en la cabeza y el cuello, y luego presionan los vasos sanguíneos en el cuero cabelludo. Usted también puede tener cefalea, que son dolores de cabeza seguidos y que son extremadamente dolorosos y están aislados en una parte de la cabeza. Las migrañas son los titanes entre todos los tipos de dolores de cabeza, porque pueden durar por horas y horas y ser el resultado de cualquier cosa desde reacciones a comidas hasta cambios en la presión barométrica. Los remedios naturales en este capítulo —usados en conjunción con cuidado médico y la aprobación de su doctor— pueden ayudar a prevenir un dolor de cabeza o aliviar sus síntomas, de acuerdo con algunos profesionales de salud.

Consulte al médico cuando...

- **Sus dolores de cabeza se vuelvan más fuertes y frecuentes.**
- **También note entumecimiento, visión borrosa, pérdida de la memoria y mareos.**
- **Tenga un dolor de cabeza después de una herida grave en la cabeza.**
- **Sus dolores de cabeza sean causados por el ejercicio.**
- **Sus dolores de cabeza empiecen a interferir con su vida —por ejemplo, empiece a perder días de trabajo a causa de dolores de cabeza recurrentes.**

Alimentos

Pruebe beber una taza de café, aconseja el Dr. Fred Sheftell, cofundador y codirector del Centro New England para Dolores de Cabeza en Stamford, Connecticut. Él dice que la cafeína comprime los vasos sanguíneos y constituye un ingrediente de muchos analgésicos. De hecho, los estudios demuestran que beber una taza de café o de té puede aumentar en aproximadamente un tercio los poderes analgésicos de la aspirina y otros productos similares.

Aromaterapia

El aroma fresco de la menta (hierbabuena) puede proporcionar alivio al dolor de cabeza, dice el aromaterapeuta de Los Ángeles, Michael Scholes, de Aromatherapy Seminars, una organización que entrena a profesionales y otros en el uso de aceites esenciales. Él aconseja agregar una gota de aceite esencial de menta a cualquier loción facial sin aroma y aplicar la loción debajo de la nariz y detrás de las orejas. Inhalar de la botella la fragancia de la menta también puede aliviar un dolor de cabeza, dice él.

Para información sobre cómo preparar y administrar aceites esenciales, y precauciones sobre su uso, vea la página 25. Para información sobre la compra de aceites esenciales, consulte la lista de tiendas en la página 173.

Hierbas

Para un dolor de cabeza causado por estrés, pruebe una taza tranquilizante de este té recomendado por Mary Bove, L.M., N.D., médica naturópata y directora de la Clínica Naturopática de Brattleboro en Vermont: mezcle una parte de cada una de las hierbas secas de gaulteria, corteza de sauce y ulmaria (disponibles en la mayoría de las tiendas de productos naturales). Vierta agua hirviendo sobre una cucharada de esta mezcla, deje en infusión por diez minutos, cuele, deje enfriar y bébala a la temperatura deseada.

Homeopatía

Si tiene un dolor de cabeza leve y ocasional, el homeópata Dr. Andrew Lockie recomienda tomar el remedio apropiado para sus síntomas cada 10 ó 15 minutos por hasta diez dosis.

Si el dolor de cabeza comienza repentinamente, se siente como una banda apretada envuelta alrededor de su cabeza, es peor en el aire frío y usted se siente aprehensivo, el Dr. Lockie sugiere probar una dosis de 30C de *Aconite*. Tome una dosis de 30C de *Apis*, dice, si su cuerpo se siente magullado y sensible y si tiene un dolor de cabeza punzante, ardiente y con escozor que empeora en el aire caliente. Si tiene la cara ruborizada, los ojos dilatados y un dolor de cabeza punzante que empeora en el sol caliente, él recomienda una dosis de 30C de *Belladonna*. Y para un dolor de cabeza que se siente como si estuvieran clavándole una puntilla en el cráneo, él sugiere tomar una dosis de 6C de *Ignatia*.

Todos estos remedios se pueden adquirir en muchas tiendas de productos naturales. Para comprar remedios homeopáticos por correspondencia, consulte la lista de tiendas en la página 173.

Jugos

"Las causas más comunes de los dolores de cabeza son estreñimiento y mal funcionamiento del hígado", dice Eve Campanelli, Ph.D., médica holística de medicina familiar en Beverly Hills, California. Para aquellos propensos a dolores de cabeza, la Dra. Campanelli recomienda dos dosis diarias de jugo de manzana-espinaca por sus suaves cualidades laxantes. "Mezcle 1 onza (30 ml) de jugo de espinaca en 8 onzas (240 ml) de jugo de manzana, y nunca sentirá el gusto de la espinaca", promete.

Una vez que se haya eliminado el estreñimiento, la Dra. Campanelli aconseja mejorar el hígado con una mezcla de 8 onzas de jugo de zanahoria, 1 onza de jugo de remolacha (betabel), 4 onzas (120 ml) de jugo de apio y de ½ (15 ml) a 1 onza de jugo de perejil. "Beber este jugo una o dos veces al día ayuda al hígado a filtrar y eliminar las toxinas más efectivamente con el resultado de menos dolores de cabeza", explica la Dra. Campanelli. Consulte al médico si los dolores de cabeza persisten, agrega.

Para información sobre técnicas de hacer jugos, vea la página 50.

Masaje

Aquí hay un masaje con las yemas de los dedos que inventó Elliot Greene, ex presidente de la Asociación Estadounidense de Terapia de Masaje, que debería ayudar a aliviar el dolor de cabeza causado por tensiones.

Empiece ubicando las yemas de los dedos en el cuero cabelludo, con la mano izquierda en el lado izquierdo de la cabeza y su mano derecha en el lado derecho. Presione suavemente, y mueva el cuero cabelludo hacia atrás y adelante aproximadamente un centímetro. "Sus dedos no deberían deslizarse por la piel", dice Greene. "Deberían estar moviendo el cuero cabelludo mismo." Después de algunos segundos, mueva las yemas de sus dedos más hacia atrás sobre el cuero cabelludo y repita. Haga esto hasta que haya masajeado el cuero cabelludo entero desde el frente hasta la parte de atrás. Asegúrese de masajear los lados de su cabeza arriba y alrededor de las orejas.

Después, tome una pequeña cantidad de su cabello con una mano. Suavemente levante el cabello del cuero cabelludo y tuérsalo. Esto estimulará el cuero cabelludo, dice Greene, y debería ayudar a aliviar la tensión. Repita hasta que haya cubierto todo el cuero cabelludo.

Ahora use las yemas de los dedos para masajearse las sienes y la frente. Haga círculos pequeños mientras masajea. Haga esto por varios minutos o hasta que sienta que el dolor de cabeza está disminuyendo. También puede frotar la parte de atrás de su cuello, especialmente en la base del cráneo.

Para terminar, usted puede hacerse un masaje en los hombros. Use su mano derecha para tomar el músculo del hombro izquierdo y apriete levemente por varios minutos. Libere y apriete varias veces. Luego cambie de lado, con su mano izquierda tomando su hombro derecho. Greene aconseja respirar profundamente y en forma regular durante el masaje completo, de manera que no genere más tensión.

En su libro *Self-Massage* (Automasaje), Monika Struna recomienda otros dos remedios para el dolor de cabeza: los masajes para dolores de cabeza (página 161) y el truco de toalla para dolores de cabeza (página 165).

Relajamiento y meditación

"Nosotros hemos tenido éxito usando el relajamiento en base a estiramiento para ayudar a personas con dolores de cabeza por tensiones", dice Charles Carlson, Ph.D., profesor de psicología de la Universidad de Kentucky en Lexington. Vea la página 166 para un ejemplo de una técnica de relajamiento basada en estiramiento. Practique esta secuencia de ejercicios cada vez que comience a sentir un dolor de cabeza.

Para algunas personas, otras técnicas de relajamiento, entre ellas las de respiración, meditación, *autogenics* y relajamiento progresivo, también son efectivas, de acuerdo al Dr. Carlson. Para descripciones breves de cada una de esas técnicas, vea la página 59.

DOLOR DE ESPALDA

Puede surgir en cualquier momento, sea cuando se agacha para abrocharse el zapato o para levantar una caja. Siente ese dolor inmediato, y exclama "ay, ¡mi espalda me está matando!"

Afortunadamente, hasta ahora nadie se ha muerto por esos achaques bastante comunes. Sin embargo, tanto como la muerte o los impuestos del gobierno, el dolor de espalda es inevitable. Inevitable sí, pero invencible no —del 70 al 90 por ciento de los dolores de espalda desaparecen por sí solos o con tratamientos caseros. Los remedios naturales en este capítulo —en conjunción con cuidado médico y usados con la aprobación de su doctor— pueden ayudar a aliviar el dolor de espalda, de acuerdo con algunos profesionales de salud.

Consulte al médico cuando...

- **Su dolor de espalda dure más de tres días.**

- **Su dolor baje y se extienda a su pierna, su rodilla o su pie.**

- **Sienta las piernas acalambradas.**

- **Tenga fiebre, calambres en el estómago o dolor de pecho además del dolor de espalda.**

Aromaterapia

Para dolores de espalda fuertes, el consultor de aromaterapia de Los Ángeles, John Steele, ofrece el siguiente aceite relajante que es bueno para los masajes: mezcle 4 gotas de aceites esenciales de manzanilla azul, 4 gotas de abedul, cuatro de romero, cilantro y eucalipto, 4 gotas de jengibre o pimiento negro y 14 gotas de lavanda (espliego, alhucema). Luego agregue esta solución a ½ onza (15 ml) de cualquier aceite portador, que se puede conseguir en la mayoría de las tiendas de productos naturales.

Para un dolor menor, Steele sugiere usar la siguiente mezcla: dos gotas de aceite esencial de manzanilla azul, dos de abedul, dos gotas de romero, cilantro y eucalipto, dos de jengibre o pimiento negro y dos gotas de lavanda en ½ onza de aceite portador.

Steele sugiere que se use cualquiera de estas dos mezclas diariamente y como sea necesario, frotando el área afectada después de un baño caliente cuando los músculos están relajados y los poros abiertos.

Para información sobre cómo preparar y administrar aceites esenciales, y precauciones sobre su uso, vea la página 25. Para información sobre la compra de aceites esenciales, consulte la lista de tiendas en la página 173.

Hierbas

Curcumina (*curcumine*) es una sustancia natural derivada de la planta cúrcuma. Según la Dra. Alison Lee, una acupunturista en Ann Arbor, Michigan, la curcumina es una potente medicina antiinflamatoria que es muy efectiva para las espaldas adoloridas. Búsquela en forma de cápsulas en las tiendas de productos naturales y siga la dosis recomendada en la etiqueta.

Homeopatía

Para reducir el dolor de espalda, pruebe uno de los siguientes remedios 6C o 12C tres o cuatro veces al día hasta que empiece a notar una mejoría, dice Chris Meletis, N.D., médico naturópata y director de medicina de la Escuela Nacional de Medicina Naturopática en Portland, Oregon. Si se siente dolorido y magullado y no quiere que lo toquen, y si el dolor es más leve cuando se acuesta, el Dr. Meletis recomienda *Arnica*. Otro remedio, *Aesculus*, dice, puede ayudar si la parte inferior de su espalda se le falla y esto va acompañado por un dolor que es peor después de caminar o agacharse. Para un cuello rígido y dolorido que empeora con el movimiento, el frío y los cambios de clima y mejora con descanso, el Dr. Meletis sugiere probar *Bryonia*. *Rhus toxicodendron* puede ayudar si sus síntomas en la espalda le impiden descansar y si no puede estar cómodo en ninguna posición, especialmente si tiene rigidez en la región lumbar que es peor con el movimiento, dice él.

Todos estos remedios se pueden adquirir en muchas tiendas de productos naturales. Para comprar remedios homeopáticos por correspondencia, consulte la lista de tiendas en la página 173.

Jugos

Beba de ½ a 1 taza de jugo fresco de uvas al día aparte de las comidas, sugiere el Dr. John Peterson, profesional ayurvédico en Muncie, Indiana. Él dice que el jugo de uvas hecho de uvas oscuras es el más efectivo.

Mantenga el jugo a temperatura ambiente, dice, y no lo mezcle con ningún otro jugo. O, si es muy dulce para su gusto, simplemente mézclelo con agua. Él recomienda beber el jugo una vez al día, preferiblemente antes de una comida, como medida preventiva.

Para información sobre técnicas de hacer jugos, vea la página 50.

Masaje

Ya que es difícil hacerse un masaje en su propia espalda, pruebe usar pelotas de tenis para hacerlo, dice Ed Moore, masajista certificado que ha trabajado con el equipo ciclista olímpico de los Estados Unidos.

Primero, dice Moore, dese un baño o una ducha con agua caliente, después estírese suavemente. Entonces, antes de empezar el masaje, meta dos pelotas de tenis en un calcetín (media), atando al extremo abierto del calcetín de manera que las pelotas se toquen, dice Moore. Ahora acuéstese boca arriba en el suelo. Tome el calcetín en la mano y colóquelo debajo de la región lumbar de su espalda, una pelota en cada lado de su columna. Moore dice que hay que tomar una respiración profunda y dejar que el cuerpo se relaje en las pelotas. Mece sus caderas suavemente de lado a lado. Luego ajuste su cuerpo levemente de manera que las pelotas se corran algunos centímetros hacia arriba en su espalda. Sostenga la posición brevemente, y luego tome una respiración profunda. Espere hasta que sienta que las pelotas se están suavizando o aplastándose antes de moverlas más arriba en su espalda, dice Moore.

Moore recomienda que se tomen de 10 a 15 minutos para trabajar con las pelotas hacia arriba y abajo de la espalda. Si tiene un área particularmente dolorida, dice que usted puede dedicar más tiempo con las pelotas tocando ese área.

Estrés

Usted se despierta tarde, corre a darse una ducha, tantea la ropa para ponerse, escoge algo rápido de comer en la cocina, se dispara hacia su carro, sale de la casa a toda velocidad y se encuentra estancado en el medio de un embotellamiento (tapón) de tráfico. En la oficina, lo están esperando muy impacientes su jefe y dos clientes.

Bienvenido al mundo del estrés, una realidad inevitable de la vida moderna que ha sido vinculada a muchos trastornos, entre ellos las alergias, el asma, los problemas de estómago y las enfermedades cardíacas. En realidad, algunos médicos calculan que por lo menos un 80 por ciento de sus pacientes tiene síntomas vinculados al estrés. Los remedios naturales en este capítulo, usados con la aprobación de su médico, pueden aliviar el estrés, de acuerdo con algunos profesionales de salud.

Consulte al médico cuando...

- **Sienta una ira incontrolable y no sepa por qué.**
- **Sufra insomnio.**
- **Experimente dificultad para mantener relaciones personales.**
- **Tenga sentimientos persistentes de culpa.**
- **Repita incidentes en su mente consistentemente.**

Aromaterapia

Para neutralizar el estrés al final del día y suavizar la transición entre el trabajo y el hogar, la aromaterapeuta Victoria Edwards, de Fair Oaks, California, recomienda salvia de *clary* y lavanda (espliego, alhucema), dos aceites esenciales que relajan. "Si usted tiene que manejar una gran distancia hasta el trabajo, ponga una o dos gotas del aceite en un pañuelo de papel o una servilleta y deje que se caliente en el tablero del automóvil", dice Edwards. "La temperatura difunde la fragancia y lo ayuda a calmarse. Es como el tradicional y viejo *martini* después del trabajo, pero sin el alcohol."

Para información sobre cómo preparar y administrar aceites esenciales, y precauciones sobre su uso, vea la página 25. Para información sobre la compra de aceites esenciales, consulte la lista de tiendas en la página 173.

Hierbas

El *ginseng* siberiano tonifica el sistema nervioso y aumenta su resistencia al estrés, dice Mary Bove, L.M., N.D., médica naturópata y directora de la Clínica Naturopática de Brattleboro en Vermont. Ella sugiere tomar esta hierba en forma de tintura o cápsula, siguiendo las recomendaciones de dosis de la etiqueta. Los suplementos de *ginseng* siberiano se pueden conseguir en la mayoría de las tiendas de productos naturales.

Masaje

El estrés trae como consecuencia tensión en los músculos del cuello y los hombros, lo cual lleva a rigidez y dolores de cabeza e incluso a más estrés, dice Dan Bienenfeld, profesional certificado de *Hellerwork*, masajista y director del Centro de Artes Curativas de Los Ángeles. Usted puede detener este ciclo de estrés con un automasaje *Hellerwork* de 15 minutos (página 162). Haga el masaje todos los días, aun si no se siente estresado, dice Bienenfeld. "De esa forma, usted puede detener los músculos anudados incluso antes de que empiecen", dice él.

Relajamiento y meditación

Cualquiera de las técnicas de relajamiento y meditación, como la meditación de atención total, los *autogenics*, el relajamiento progresivo y el estiramiento, aliviarán el estrés, de acuerdo con Steven Fahrion, Ph.D., director de investigación del Instituto de Ciencias de Vida de la Salud de la Mente y el Cuerpo en Topeka, Kansas. Es cuestión de encontrar el que le da mejores resultados para usted. Vea la página 65 para una descripción breve de cada una de estas técnicas y cómo usarlas.

Vitaminas y minerales

Para ayudar a combatir algo del daño causado por el estrés, pruebe uno de estos suplementos diarios, dice el Dr. Alan Gaby, médico especialista en medicina alimenticia y preventiva en Baltimore y presidente de la Asociación Estadounidense de Medicina Holística: de 200 a 400 miligramos de magnesio, de 10 a 100 miligramos del complejo de las vitaminas B y de 500 a 3,000 miligramos de la vitamina C. "El magnesio bloquea los efectos nocivos del exceso de adrenalina", dice el Dr. Gaby. "No está exactamente claro cómo el complejo de las vitaminas B y la vitamina C protege el cuerpo, pero estudios efectuados en animales demuestran que estas vitaminas reducen al mínimo el daño físico causado por el estrés."

GRIPE

Ha vuelto como un perro fiel. De nuevo nos invade esa fatiga que nos pone como unos zombis, más ese dolor de cabeza que nos hace sentir como si tuviéramos hombres pequeños en la cabeza martillándonos el cerebro.

Sin duda, estamos en la temporada de la gripe otra vez. Tiempo para vomitar, tener fiebre, sudar y sufrir escalofríos. Tiempo para unos pocos días de agonía y más de unas pocas maldiciones por no habernos puesto la vacuna contra la gripe. Como los resfriados (catarros) y los otros virus, la gripe se transmite de persona a persona, generalmente en el invierno y al principio de la primavera, y vacunarse es la mejor forma de evitarla. La otra forma, desgraciadamente, es evitar a otras personas, especialmente en espacios cerrados. Ya que ésta última no es una opción muy realista, es probable que usted termine pescándose una gripe —al menos ocasionalmente. Pero los remedios naturales en este capítulo —usados con cuidado médico y la aprobación de su doctor— pueden ayudar a aliviar los síntomas de la gripe, de acuerdo con algunos profesionales de salud.

Consulte al médico cuando...

- **Quiera una vacuna contra la gripe, que debería ponerse antes de que empiece la temporada de la gripe.**
- **Tenga la gripe y sea mayor de 65 años de edad.**
- **Tenga la gripe y experimente ronquera, dolor en el pecho o dificultad para respirar.**

Alimentos

Alimente su gripe con líquidos para reemplazar lo que pierde a causa de sudor y vómitos, sugiere el Dr. Julian Whitaker, fundador y presidente del Whitaker Wellness Center, una clínica en Newport Beach, California. Además de agua, que se debe beber regularmente aun cuando no tenga sed, el Dr. Whitaker recomienda bebidas ricas en vitaminas como los jugos de manzana y de vegetales, y también sopas. Una vez que su estómago lo pueda tolerar, aliméntese con comidas fáciles de digerir y ricas en nutrientes como pan tostado, plátanos amarillos (guineos) y arroz, dice él.

Aromaterapia

Cuando todos a su alrededor parezcan caer con la gripe, mezcle algunos aceites esenciales para usar en un difusor, sugiere John Steele, consultor de aromaterapia de Los Ángeles. "Aromatizar una habitación con las esencias adecuadas puede evitar que los virus se expandan por el aire", explica.

En una botella de cinco mililitros, dice Steele, mezcle tres partes de *ravensare*, una parte de *naiouli* o eucalipto, una parte de limón, una de palisandro y una parte de lavanda (espliego, alhucema). *Ravensare* y *naiouli* tienen propiedades antivirales, de acuerdo con Steele, mientras que los otros aceites esenciales actúan como antisépticos y le dan a la mezcla un aroma maravilloso. Agregue alrededor de 50 gotas de esta mezcla a su difusor por vez.

Para una inhalación de vapor, Steele sugiere agregar de seis a ocho gotas de esta mezcla a un tazón de agua recién hervida. Colóquese una toalla sobre la cabeza e inhale. Repita este tratamiento dos o tres veces al día, si es necesario, dice él.

Para los escalofríos, Steele sugiere tres gotas de aceites esenciales de romero y tres de jengibre o pimiento negro agregados a su baño. O, dice, haga un vigorizante aceite de masaje usando cinco gotas de *ravensare* y 15 gotas de palisandro en ½ onza (15 ml) de un aceite portador como el de oliva o el de almendra. Los aceites portadores se pueden adquirir en la mayoría de las tiendas de productos naturales.

Para información sobre cómo preparar y administrar aceites esenciales, y precauciones sobre su uso, vea la página 25. Para información sobre la compra de aceites esenciales, consulte la lista de tiendas en la página 173.

Hierbas

Para eliminar la gripe ante la primera aparición de síntomas, tome equinacia (equiseto), una hierba con efectos antivirales poderosos y con la propiedad de fortalecer el sistema inmunológico, dice la herbolaria Rosemary Gladstar, de Barre, Vermont. La equinacia está disponible en la mayoría de las tiendas de productos naturales en forma de suplemento, como tintura y como té, de acuerdo con la Dra. Gladstar; ella recomienda seguir las dosis recomendadas en la etiqueta del producto que elija. La equinacia funciona bien a corto plazo, dice, pero no es efectiva para fortalecer el sistema inmunológico si se toma por mucho tiempo. Ella recomienda no usar la hierba por más de una semana.

Homeopatía

Oscillococcinum, *Flu Solution* y otras combinaciones de remedios comerciales que contienen extractos de hígado y corazón de pato son excelentes para combatir la gripe, dice el Dr. Mitchell Fleisher, médico de medicina familiar y homeópata en Colleen, Virginia. "Los remedios combinados para la gripe son buenos para muchas personas, particularmente si se toma uno en las primeras 4 ó 12 horas después de empezar a tener síntomas", dice el Dr. Fleisher. Él sugiere seguir las dosis recomendadas en la etiqueta del remedio que elija. Si va a funcionar, usted debería sentir alivio con una sola dosis, agrega.

Sin embargo, si la gripe persiste el Dr. Fleisher dice que usted probablemente necesite un remedio más específico, tal como *Eupatorium perfoliatum* en dosis de 12C o 30C, que es bueno para la gripe que causa escalofríos y dolores en la espalda y los huesos, fatiga, sed y dolores de cabeza. Si se siente mareado, soñoliento y débil pero momentáneamente mejor después de orinar, él sugiere probar una dosis de 12C o 30C de *Gelsemium*. Tome hasta cuatro dosis de uno de estos remedios para la gripe en 24 horas. Luego si no se siente mejor, Consulte al médico u homeópata, dice el Dr. Fleisher.

Todos estos remedios se pueden adquirir en muchas tiendas de productos naturales. Para comprar remedios homeopáticos por correspondencia, consulte la lista de tiendas en la página 173.

Jugos

Los jugos de manzana y de uvas oscuras son ambos buenos para aquellos que están combatiendo la gripe, dice el Dr. John Peterson, profesional ayurvédico en Muncie, Indiana. Estos jugos tienen propiedades que funcionan contra la congestión y el resfriado (catarro), de acuerdo con el Dr. Peterson. Y, dice, el jugo de uvas oscuras es rico en taninos, sustancias que han demostrado matar virus bajo condiciones de laboratorio.

No mezcle los jugos, dice el Dr. Peterson, pero dilúyalos si son muy dulces. Él aconseja beberlos a temperatura ambiente a cualquier hora fuera de las comidas. Peterson también dice que los jugos de pera, arándano rojo (*cranberry*) y granada pueden ser buenos.

Para información sobre técnicas de hacer jugos, vea la página 50.

IMPOTENCIA

Olvídese del gran mito de la impotencia. No es sólo un problema psicológico. Hay aproximadamente 15 millones de hombres en los Estados Unidos que consistentemente son incapaces de lograr o mantener erecciones, y en realidad en el 80 al 90 por ciento de los casos, la verdadera causa es un problema físico.

Investigadores egipcios, por ejemplo, creen que usar ropa interior de poliéster puede causar una acumulación de electricidad estática que puede inhibir las erecciones. Pero más frecuentemente la impotencia es causada por algo realmente serio: enfermedad vascular. Las arterias obstruidas, causadas por una dieta alta en grasas, la falta de ejercicio y otras razones, pueden bloquear la corriente sanguínea que causa las erecciones. La impotencia también puede ser el efecto secundario de algún medicamento. Los remedios naturales en este capítulo —usados en conjunción con cuidado médico y la aprobación de su doctor— pueden ayudar a prevenir o aliviar la impotencia, de acuerdo con algunos profesionales de salud.

Consulte al médico cuando...

- **Tenga diabetes o arteriosclerosis y no pueda mantener una erección tan frecuentemente como siempre.**

- **Su impotencia sea persistente o empeore.**

Alimentos

"Usted debe mantener abiertas las arterias que van a los genitales, y la manera de hacer esto es a través de una dieta baja en grasas y en colesterol", dice el Dr. Michael A. Klaper, especialista en medicina nutritiva en Pompano Beach, Florida, y director del Instituto de Educación e Investigación de la Nutrición, una organización con sede en Manhattan Beach, California, que enseña a los médicos sobre la nutrición y su relación con distintas enfermedades. "La clave para revertir la impotencia es comer como lo haría para revertir una cardiopatía." Eso quiere decir una dieta centrada en grandes cantidades de frutas y verduras frescas y altas en fibras, legumbres y otras comidas con poca grasa, dice él.

Aromaterapia

El jazmín es frecuentemente inhalado por sus cualidades afrodisíacas, dice la herbolaria de San Francisco, Jeanne Rose, presidenta de la Asociación Nacional para Aromaterapia Holística. Dado que el aceite es caro, Rose sugiere que se use en un difusor de velas para hacerlo durar más. También se puede inhalar de un pañuelo o se puede aplicar directamente al cuerpo, dice.

Para información sobre cómo preparar y administrar aceites esenciales, y precauciones sobre su uso, vea la página 25. Para información sobre la compra de aceites esenciales, consulte la lista de tiendas en la página 173.

Hierbas

Los suplementos de la hierba *ginkgo* (biznaga), que se encuentran en la mayoría de las tiendas de productos naturales, pueden mejorar la circulación de sangre a las arterias y venas del pene, lo cual puede ayudar a revertir la impotencia, dice el herbolario James Green, director de la Escuela de Estudios Herbarios de California en Forestville. Él advierte que este remedio a base de hierbas no actúa rápidamente; usted necesitará tomar los suplementos diariamente por seis u ocho semanas antes de ver algún resultado. Green sugiere tomar las dosis recomendadas en la etiqueta del producto.

Otra opción herbaria es el *ginseng*. "Definitivamente funciona si se usa por mucho tiempo", dice el naturópata Thomas Kruzel de Portland, Oregon. Él recomienda 500 miligramos una vez al día de *ginseng* siberiano (*Siberian ginseng* o *Eleutheroccus senticosus*) "Yo recomiendo que se tome la dosis cada dos días o cada día", dice el Dr. Kruzel. Los que tienen la presión arterial elevada, fiebre o insomnio no deben tomar *ginseng*.

Homeopatía

Después de un examen médico completo y un diagnóstico, pruebe a tomar uno de estos remedios 6C dos o tres veces al día hasta que haya una mejoría, dice Chris Meletis, N.D., médico naturópata y director de medicina de la Escuela Nacional de Medicina Naturopática en Portland, Oregon. *Agnus castus* puede ser útil para síntomas de un pene frío y relajado y para la falta de deseo sexual, especialmente si estos síntomas están acompañados por miedo a la muerte y pupilas dilatadas, dice el Dr. Meletis. Si es aprehensivo y no puede tener una erección, o si las erecciones llevan a una emisión prematura, él recomienda *Lycopodium*. Pruebe *Argentum nitricum*, dice, si su erección fracasa cuando está intentando el coito, si el coito es doloroso y si los síntomas empeoran a la noche, con la temperatura y cuando come dulces.

Todos estos remedios se pueden adquirir en muchas tiendas de productos naturales. Para comprar remedios homeopáticos por correspondencia, consulte la lista de tiendas en la página 173.

Vitaminas y minerales

"Deficiencia de la vitamina A ha sido la causa de impotencia para algunos hombres", dice el Dr. Elson Haas, director del Centro de Medicina Preventiva de Marín, en San Rafael, California. Aunque la vitamina A puede ser tóxica en dosis grandes, el Dr. Haas dice que la mayoría de los hombres puede tomar sin temor diariamente entre 10,000 y 25,000 unidades internacionales (*IU* por sus siglas en inglés) sin efectos secundarios peligrosos. Sin embargo, él recomienda que hable con su médico sobre posibles suplementos antes de iniciar un tratamiento por su cuenta.

INDIGESTIÓN

Es como si se hubiera tragado un ladrillo. Fue solamente un sándwich (emparedado) pequeño, pero está dando más guerra que Rambo. Y desafortunadamente el campo de batalla está en su barriga. ¿Ahora cómo haremos la paz?

Muchas cosas pueden causar indigestión: comer mucho y rápidamente, comer comidas grasosas o picantes, o hasta el estar tenso, disgustado o emocionado cuando está comiendo. Sea cual sea la razón, de vez en cuando su cuerpo tiene dificultades para procesar los alimentos que come, lo cual a veces resulta en dolores de estómago, retortijones, náuseas y otros problemas. Los remedios naturales en este capítulo —usados en conjunción con cuidado médico y la aprobación de su doctor— pueden ayudar a prevenir o aliviar la indigestión, de acuerdo con algunos profesionales de salud.

Consulte al médico cuando...

- **Siga sintiendo presión, sensación de llenura, pesadez o dolor en el pecho a pesar de tomar antiácidos.**

- **Desarrolle otros síntomas tales como falta de aire, sudor, náuseas o vómitos, mareos, desmayos, debilidad general y dolor desde el pecho hacia la espalda, quijada y brazos.**

- **Su indigestión esté acompañada de cambios en la frecuencia o la apariencia de sus evacuaciones.**

Alimentos

"Hay dos formas principales de indigestión", dice el Dr. Michael A. Klaper, especialista en medicina nutritiva en Pompano Beach, Florida, y director del Instituto de Educación e Investigación de la Nutrición, una organización con sede en Manhattan Beach, California, que enseña a los médicos sobre la nutrición y su relación con distintas enfermedades. "Una está en el sistema superior: un estómago lleno de ácido, lo cual generalmente ocurre cuando caen muchas proteínas al estómago y éste responde con un gran chorro de ácido para hacer posible la digestión. Para ese tipo de indigestión, es cuestión de no comer alimentos ricos en proteínas muy tarde. Entonces si tiene que comer carne, cómala en el almuerzo, y coma pastas durante la cena.

"La otra forma de indigestión ocurre cuando se traga aire en el sistema gastrointestinal inferior, y eso generalmente es una cuestión de cuán rápidamente usted está comiendo. Para esto, lo mejor es hacerlo más lentamente, masticar cada bocado en la boca por lo menos 10 ó 15 veces, evitar beber durante las comidas y minimizar la conversación mientras coma", dice el Dr. Kapler.

Aromaterapia

Masajee un estómago descompuesto con una mezcla de aceites esenciales conocida como estimulante de la digestión, sugiere el aromaterapeuta de Los Ángeles Michael Scholes, de Aromatherapy Seminars, una organización que entrena a profesionales y otros en el uso de aceites esenciales. Él aconseja agregar cuatro gotas de cada uno de los aceites esenciales menta (hierbabuena), mejorana, cilantro, hinojo y albahaca a 1 onza (30 ml) de aceite de oliva o almendra (estos dos aceites están disponibles en la mayoría de las tiendas de productos naturales) y masajee la mezcla suavemente en el abdomen.

Para información sobre cómo preparar y administrar aceites esenciales, y precauciones sobre su uso, vea la página 25. Para información sobre la compra de aceites esenciales, consulte la lista de tiendas en la página 173.

Hierbas

Los remedios tradicionales de hierbas para la indigestión incluyen tés de menta (hierbabuena), jengibre y manzanilla, y todos se pueden adquirir en formas de bolsas de té en la mayoría de las tiendas de productos naturales, dice Varro E. Tyler, Ph.D., profesor de farmacognosia (el estudio de los fármacos derivados de fuentes naturales) en la Universidad de Purdue en West Lafayette, Indiana. Él sugiere beber una taza de uno de estos tés después de cada comida.

Homeopatía

Si usted tiene indigestión y ha estado comiendo muchas comidas ricas y grasosas, pruebe una dosis de 6C de *Pulsatilla* cada 30 minutos hasta que empiece a sentirse mejor, dice Stephen Messer, N.D., decano de la escuela de verano del Centro Nacional para la Homeopatía y médico naturópata en Eugene, Oregon. Si tiene muchos gases abdominales, él sugiere que pruebe una dosis de 6C de *Carbo vegetabilis* cada 30 ó 60 minutos hasta que se sienta mejor.

Pulsatilla y *Carbo vegetabilis* se pueden adquirir en muchas tiendas de productos naturales. Para comprar remedios homeopáticos por correspondencia, consulte la lista de tiendas en la página 173.

Jugos

El médico naturópata Michael Murray, N.D., recomienda hacer jugo con una rebanada de ¼ de pulgada (6.35 mm) de espesor de jengibre fresco, medio puñado de menta fresca, un kiwi y un cuarto de piña (ananá) (ambos con cáscara si su exprimidor o juguera puede tolerarlo). Él dice que beber esta mezcla de 8 onzas (240 ml) dos veces al día, junto a un tratamiento médico adecuado, debería acelerar la digestión, calmar el intestino y ayudar a eliminar gases.

Para información sobre técnicas de hacer jugos, vea la página 50.

Infecciones del Tracto Urinario

Una investigación de la revista *Prevention* (Prevención) descubrió que las infecciones del tracto urinario son uno de los problemas de salud más comunes entre las mujeres; cerca de la mitad de aquéllas que respondieron a la encuesta dijo haber tenido por lo menos una.

La infección ocurre cuando un microorganismo invade la vejiga o la uretra, la cual lleva la orina de la vejiga y fuera del cuerpo. El resultado de esta invasión microscópica es ardor o dolor cuando se orina, la urgencia de orinar frecuentemente, dolor en la parte inferior de la espalda y a veces sangre en la orina. Aunque estas infecciones son mucho más comunes en las mujeres, los hombres también pueden desarrollarlas —especialmente aquellos mayores de 50 años de edad, que pueden tener próstatas agrandadas.

Una higiene apropiada y beber muchos líquidos son esenciales para prevenir infecciones del tracto urinario. Los remedios naturales en este capítulo —en conjunción con cuidado médico y usados con la aprobación de su doctor— pueden ayudar a prevenir las infecciones de vías urinarias o acelerar su curación, de acuerdo con algunos profesionales de salud.

Consulte al médico cuando...

- **Note sangre en la orina.**
- **Tenga dolor en la parte baja de la espalda o en los lados.**
- **Tenga fiebre, náuseas o vómitos.**

Aromaterapia

Para acelerar la curación de una infección del tracto urinario, agregue 20 gotas de aceite esencial de eucalipto y 20 de aceite esencial de sándalo a un baño caliente, sugiere la aromaterapeuta de Greenwich, Connecticut, Judith Jackson. Ella recomienda remojarse en la bañera (tina, bañadera) por diez minutos. Si lo prefiere, puede sustituir el sándalo y el eucalipto por aceites esenciales de enebro y tomillo, dice Jackson.

Para información sobre cómo preparar y administrar aceites esenciales, y precauciones sobre su uso, vea la página 25. Para información sobre la compra de aceites esenciales, consulte la lista de tiendas en la página 173.

Hierbas

Las cápsulas de gayuba, tambien conocido como *uva ursi*, pueden ayudar a tratar las infecciones del tracto urinario, de acuerdo con Varro E. Tyler, Ph.D., profesor de farmacognosia (el estudio de los fármacos derivados de fuentes naturales) en la Universidad de Purdue en West Lafayette, Indiana. Estas cápsulas se pueden adquirir en la mayoría de las tiendas de productos naturales, y el Dr. Tyler sugiere seguir las recomendaciones de dosis que figuren en la etiqueta. Pero hay algo para tener en cuenta: para que el remedio dé buenos resultados, de acuerdo con el Dr. Tyler, usted debe mantener la orina alcalina comiendo una dieta rica en leche, vegetales, frutas y jugos de frutas. Él también recomienda tomar dos cucharaditas de bicarbonato de sodio al día, una dosis pequeña con cada comida. No tome este remedio si usted está controlando su ingestión de sodio, agrega él.

Jugos

Aunque beber líquidos es la mejor forma de combatir las bacterias que causan las infecciones del tracto urinario, algunos líquidos son mejores que otros, dice el Dr. Michael A. Klaper, especialista en medicina nutritiva en Pompano Beach, Florida. Él dice que el jugo de arándano agrio (*cranberry*) es probablemente el mejor porque ayuda a prevenir que las bacterias se adhieran en las paredes de la vejiga. "La clave es beber el verdadero jugo de arándano, no esos cócteles de jugo de arándano", explica. "Esas bebidas son muy dulces. Tiene que ser realmente agrio para que dé resultado". Si no puede encontrar jugo de arándano agrio, busque un concentrado de jugo de arándano que pueda mezclar con agua.

Para combatir el problema, la nutricionista certificada Cherie Calbom, M.S., de Kirkland, Washington, sugiere beber 16 onzas (480 ml) de jugo fresco de arándano agrio al día. "Para mejorar el sabor, mézclelo con jugo fresco de manzana", sugiere.

Como el Dr. Klaper, Calbom sugiere usar arándanos frescos o congelados. "Si no los puede encontrar, use jugo concentrado de arándano", aconseja. "Mezcle ½ cucharada del concentrado con 1 pinta (473 ml) de jugo fresco de manzana."

Para información sobre técnicas de hacer jugos, vea la página 50.

INFECCIONES VAGINALES

La mayoría de las veces, el hongo *Candida albicans* lleva una existencia tranquila e inocua en la vagina de la mujer. Pero cuando algo altera el equilibrio del sistema de una mujer, el hongo puede crecer rápidamente y crea un problema un poco incómodo, que es la infección vaginal.

Los signos de una infección vaginal son ardor y picazón en el área vaginal y una secreción que se parece al requesón. Lo que provoca una infección vaginal más comúnmente son los antibióticos, aunque el cambio hormonal durante el ciclo menstrual de la mujer también puede causar problemas. Los cálculos aproximados que se han hecho muestran que casi tres de cada cuatro mujeres estadounidenses tendrán una infección vaginal en algún momento antes de la menopausia. Los remedios naturales en este capítulo —en conjunción con cuidado médico y usados con la aprobación de su doctor— pueden ayudar a prevenir las infecciones vaginales o aliviar sus síntomas, de acuerdo con algunos profesionales de salud.

Consulte al médico cuando...

- **Note picazón y ardor en el área vaginal.**
- **Note una secreción vaginal anormal.**

Alimentos

"Deje los azúcares y las comidas fermentadas", dice el Dr. Elson Haas, director del Centro de Medicina Preventiva de Marín, en San Rafael, California. "Estos alimentos causan un crecimiento excesivo de hongos en el tubo digestivo, lo cual se manifiesta en infecciones vaginales." Él recomienda eliminar el azúcar refinada, el pan y otros productos horneados, el alcohol, la cafeína y el vinagre. También aconseja seguir su dieta de desintoxicación de tres semanas (vea "Cómo desintoxicarse" en la página 18).

Según el Dr. Haas, las investigaciones científicas también demuestran que algunas mujeres se alivian si comen yogur que contenga acidófilos, que son bacterias buenas. "Agregar yogur a la dieta ayuda cuando el yogur contiene acidófilos, que reducen las infecciones vaginales", agrega el Dr. Haas. Él recomienda una o dos tazas de este tipo de yogur todos los días por tres o cuatro días.

Jugos

Las mujeres pueden acelerar la curación de infecciones vaginales y prevenir reapariciones con dosis diarias de jugos de arándano agrio (*cranberry*) y zarzamora, según dice Elaine Gillaspie, N.D., médica naturópata en Portland, Oregon. Si usted no puede encontrar moras (bayas) frescas o congeladas, "asegúrese de usar los concentrados no endulzados de arándano agrio, pero no use los jugos de arándano agrio en botella, porque la mayoría de las marcas de estos están cargadas de azúcar o almíbar (sirope) de maíz, los cuales fomentan la acumulación de hongos", dice. Dado que hasta los jugos de moras frescas son ricos en azúcares de frutas naturales, Gillaspie aconseja diluir 4 onzas (120 ml) de jugo con más o menos la misma cantidad de agua.

Gillaspie también recomienda hacer jugo con un diente de ajo fresco y agregarlo a sus jugos de vegetales. "Nada previene el crecimiento excesivo de fermento como lo hace el ajo", dice.

Para información sobre técnicas de hacer jugos, vea la página 50.

Vitaminas y minerales

Tome más de la vitamina C, dice el Dr. Haas. "Los hongos crecen mejor en un ambiente alcalino, y la vitamina C es ácida, de manera que ayuda a reducir la cantidad de hongos." Él recomienda tomar entre 500 y 2,000 miligramos diarios en forma de suplemento.

INSOMNIO

Es de noche, y de nuevo, no puede dormir. Se siente como si fuera el único insomne en un mundo de Bellos Durmientes. Pero no es así. Aproximadamente 40 millones de estadounidenses sufren de afecciones crónicas de sueño, y otros 20 ó 30 millones tienen por lo menos problemas ocasionales tratando de dormir. Las mujeres, especialmente aquellas mayores de 40 años de edad, parecieran ser más propensas a sufrir insomnio que los hombres. Las causas del insomnio son tan numerosas como las ovejas que usted probablemente está tratando de contar, desde la cafeína y el estrés hasta el tener que trabajar los turnos de por la noche. Los remedios naturales en este capítulo —usados en conjunción con cuidado médico y la aprobación de su doctor— pueden ayudar a prevenir o aliviar el insomnio, de acuerdo con algunos profesionales de salud.

Consulte al médico cuando...

- **Esté tan cansado durante el día que no pueda funcionar o concentrarse normalmente.**

- **Dependa de medicinas para dormir.**

- **Haya tenido dificultad para dormirse casi todas las noches por más de algunas semanas.**

Aromaterapia

Para el insomnio ocasional, agregue de seis a ocho gotas de aceites esenciales de lavanda (espliego, alhucema), mejorana o *ylang-ylang* al agua de su baño antes de irse a la cama, sugiere John Steele, consultor de aromaterapia en Los Ángeles. O ponga cuatro gotas de aceites esenciales de lavanda, mejorana, ron o manzanilla en su almohada justo antes de irse a la cama, dice.

Para información sobre cómo preparar y administrar aceites esenciales, y precauciones sobre su uso, vea la página 25. Para información sobre la compra de aceites esenciales, consulte la lista de tiendas en la página 173.

Hierbas

Las fórmulas de hierbas para el sueño —en tés, tinturas y cápsulas— están disponibles en la mayoría de las tiendas de productos naturales, dice Varro E. Tyler, Ph.D., profesor de farmacognosia (el estudio de los fármacos derivados de fuentes naturales) en la Universidad de Purdue en West Lafayette, Indiana. Para mejores resultados, él recomienda elegir una que combine lúpulo, valeriana, manzanilla, avena, pasionaria (pasiflora, pasiflorina, hierba de la paloma) y bálsamo. Él sugiere seguir las instrucciones de la etiqueta del producto para una dosis apropiada.

La valeriana, que reduce la actividad en el sistema nervioso central, es el tratamiento de hierbas más conocido para el insomnio, y usted puede tomar solamente valeriana si las fórmulas de hierbas no dan resultado, de acuerdo al Dr. Tyler. La mayoría de las tiendas de productos naturales tienen productos a base de valeriana; siga las recomendaciones de dosis en la etiqueta, dice él.

El lúpulo, un tónico digestivo y sedativo, también puede ayudar a relajarlo, dice el Dr. Tyler. Él recomienda comprar flores secas de lúpulo (disponibles en la mayoría de las tiendas de productos naturales), ponerlas en una bolsa pequeña de muselina y colocar la bolsa debajo de la almohada.

En su libro *La farmacia natural,* el renombrado botánico Dr. James Duke recomienda toronjil (melisa) para el insomnio. La acción sedante de la hierba se atribuye en gran medida a que contiene unas sustancias químicas llamadas terpenos. Él sugiere hacer un té con dos a cuatro cucharaditas de hierba seca por taza de agua hirviendo.

Homeopatía

Para ataques suaves de insomnio, pruebe una dosis de 30C de uno de los siguientes remedios una hora antes de dormir por diez noches consecutivas, dice el homeópata Dr. Andrew Lockie. Él sugiere repetir la dosis si se despierta y no puede volver a dormirse.

Si usted no puede hacer descansar la mente a causa de alguna buena o mala noticia, el Dr. Lockie sugiere que pruebe *Coffea.* Él recomienda *Pulsatilla* si se siente inquieto poco después de acostarse a dormir, y también si usted alterna entre tener mucho calor y mucho frío y si no tiene sed y si su insomnio parece empeorar después de comer comidas ricas. *Ignatia* es un buen remedio, dice, si usted bosteza mucho pero no puede dormir, si tiene terror de no poder dormir o si tiene pesadillas cuando finalmente puede dormir. Si usted está ansioso, preocupado o inquieto, si tiene sueños ominosos sobre incendios o peligros y si está bien despierto entre medianoche y las dos de la mañana, el Dr. Lockie recomienda probar *Arsenicum. Lycopodium* puede ayudar si usted habla y se ríe cuando está dormido, sabe que sueña mucho, si se despierta frecuentemente a las cuatro de la mañana y si su mente está generalmente muy activa a la hora de dormir, dice.

Todos estos remedios están disponibles en muchas tiendas de productos naturales. Para comprar remedios homeopáticos por correspondencia, consulte la lista de tiendas en la página 173.

Masaje

Un masaje lento y suave del cuello y los hombros, hecho justo antes de la hora de dormir, puede ayudarlo a relajarse y dormirse, dice Vincent Iuppo, N.D., médico naturópata, masajista y director del Instituto Morris de Terapias Naturales, un centro de educación de salud holística en Denville, Neuva Jersey.

Las instrucciones del Dr. Iuppo: lubrique sus manos con una pequeña cantidad de aceite vegetal o de masaje, luego frote sus hombros suavemente. Frote su hombro izquierdo con la mano derecha y su hombro derecho con la mano izquierda. Use movimientos suaves y planos. "Usted podrá saber qué es lo que le sienta mejor", dice el Dr. Iuppo. También frote la parte de atrás de su cuello, usando los mismos movimientos planos. Usted puede usar sus pulgares para hacer círculos lentos y pequeños en los músculos de la parte de atrás del cuello. El Dr. Iuppo recomienda dedicar cerca de diez minutos para todo el masaje.

Relajamiento y meditación

Para un viaje rápido a la tierra de los sueños, pruebe el relajamiento progresivo alrededor de 15 minutos antes de irse a la cama, sugiere Julie Johnson, R.N., Ph.D., directora de la Escuela de Enfermería en la Universidad de Nevada, en Reno. En un estudio de 176 hombres y mujeres mayores de 65 años de edad que tenían dificultad para dormir, la Dra. Johnson descubrió que el relajamiento progresivo ayudó a las personas a dormirse más rápidamente, a dormir más profundamente despertándose menos veces durante la noche y a sentirse más satisfechas con su descanso durante la noche.

"El relajamiento progresivo lo ayuda a relajarse, y mientras se relaja, usted tiende a volverse soñoliento", dice la Dra. Johnson. "Sea cual sea su edad, yo creo que esta técnica lo va a ayudar." Para probar el relajamiento progresivo, vea la página 73.

Vitaminas y minerales

El calcio, la vitamina D y las vitaminas B juegan un papel en la regulación del sistema nervioso, y cada uno puede ayudarlo a dormir más profundamente, dice Richard Gerson, Ph.D. Su recomendación: consumos diarios de entre 800 y 1,400 miligramos de calcio y 400 unidades internacionales (*IU* por sus siglas en inglés) de la vitamina D, junto a un suplemento del complejo B que contenga las Asignaciones Dietéticas Recomendadas de las seis importantes vitaminas B (tiamina, riboflavina, niacina, vitamina B_6, vitamina B_{12} y ácido pantoténico). Para las Asignaciones Dietéticas Recomendadas, vea "Lo que usted necesita" en la página 86. Él recomienda tomar este nivel de suplementos hasta que el insomnio deje de ser un problema.

Náuseas y vómitos

Cuando una persona nos cae mal, la evitamos. Pero cuando una comida nos cae mal, no la podemos evitar; la tenemos que eliminar, muchas veces por el mismo lugar por donde entró —la boca. Sin importar cuál sea la causa, sea la gripe, el embarazo, la intoxicación por los alimentos o mareos, las náuseas y vómitos son reacciones naturales a la irritación del estómago. No se olvide, sin embargo, de que las náuseas pueden señalar un ataque cardíaco y ser un síntoma de algunos tipos de cáncer o de afecciones del hígado y del riñón. Los remedios naturales en este capítulo —usados en conjunción con cuidado médico y la aprobación de su doctor— pueden ayudar a aliviar las náuseas o prevenir los vómitos, de acuerdo con algunos profesionales de salud.

Consulte al médico cuando...

- Sienta náuseas con frecuencia por más de dos días.
- Esté embarazada y no pueda comer o beber porque sus náuseas son tan severas.
- Vomite periódicamente por más de 24 horas.
- Tenga náuseas y esté sufriendo de dolor fuerte y repentino en el pecho o el abdomen.
- Vomite sangre o una sustancia parecida a los granos de café.

Alimentos

Las mejores comidas cuando uno siente náuseas son aquellas que son bajas en grasas y sencillas como las galletitas saladas secas (*soda crackers*), dice Robert M. Stern, Ph.D., un investigador de mareos causados por movimiento y náuseas para la NASA y profesor de psicología en la Universidad Estatal de Pensilvania en University Park. Él explica que lleva horas digerir los alimentos con un alto contenido de grasa, pero las comidas más livianas pueden aliviar el dolor de estómago y se digieren más rápidamente. Asegúrese de no hacer esto en exceso, dice; unas pocas galletitas pueden aliviar el dolor, pero demasiadas pueden hacerlo peor.

Cuando vomite, dice el Dr. Stern, no coma nada hasta que haya pasado por lo menos una hora, ya que su estómago tardará ese tiempo en asentarse. Entonces, sugiere él, ingiera pequeñas porciones de pan, caldo u otros alimentos ligeros, o beba refrescos carbonatados que hayan perdido la efervescencia.

Aromaterapia

La menta (hierbabuena) es una cura tradicional para las náuseas y los vómitos, según la herbolaria de San Francisco Jeanne Rose, presidenta de la Asociación Nacional para Aromaterapia Holística. Ella sugiere agregar una sola gota del aceite esencial a un cubo de azúcar y chupar lentamente hasta que el cubo esté completamente derretido. Un vaso de agua de 8 onzas (240 ml) con dos gotas del aceite esencial tiene el mismo efecto, dice.

Para información sobre cómo preparar y administrar aceites esenciales, y precauciones sobre su uso, vea la página 25. Para información sobre la compra de aceites esenciales, consulte la lista de tiendas en la página 173.

Hierbas

Para náuseas leves, beba té de jengibre, dice Varro E. Tyler, Ph.D., profesor de farmacognosia (el estudio de los fármacos derivados de fuentes naturales) en la Universidad de Purdue en West Lafayette, Indiana. Para preparar el té, corte una rebanada de jengibre fresco y ponga unas pocas rodajas en una bola de té. Vierta sobre ella una taza de agua hirviendo, deje en infusión por diez minutos y luego permítale enfriarse antes de bebérselo.

Cuando las náuseas son más intensas, el Dr. Tyler sugiere que se pruebe una dosis más fuerte de jengibre, disponible en cápsulas de gelatina de 500 miligramos en la mayoría de las tiendas de productos naturales. Tome una o dos cápsulas cada cuatro horas, o siga las instrucciones de dosis que figuren en la etiqueta, dice.

Homeopatía

Si siente náuseas y no sabe por qué, lo primero para probar es una dosis de 6X de *Ipecacuanha* cada 15 minutos hasta que empiece a sentirse mejor —pero no tome más de cuatro dosis, dice la Dra. Maesimund Panos, médica homeópata en Tipp City, Ohio.

La *Ipecacuanha* está disponible en muchas tiendas de productos naturales. Para comprar remedios homeopáticos por correspondencia, consulte la lista de tiendas en la página 173.

Jugos

El jengibre es un remedio tradicional muy conocido para los problemas gástricos, dice el médico naturópata Michael Murray, N.D. Eso es porque es un carminativo, o sea, una sustancia natural que ayuda a eliminar gases y calma el sistema gastrointestinal, según el Dr. Murray. Para aliviar la náusea, él recomienda un jugo que consiste de una mezcla de una rodaja de jengibre fresco (alrededor de ¼ de pulgada/6.35 mm de espesor), una manzana y cuatro zanahorias.

Para información sobre técnicas de hacer jugos, vea la página 50.

RESFRIADOS (CATARROS)

Todos dependemos de otras personas para consejo y compañía, risa y apoyo.

Pero si estamos con ellas suficiente tiempo, probablemente terminaremos compartiendo algo más: unos gérmenes fastidiosos que, al toser, estornudar o resollar en nuestro alrededor, pueden llevar a una rinitis aguda, mejor conocido como el resfriado común.

Causados por aproximadamente 20 virus distintos, los resfriados se pegan más rápidamente que una canción de Luis Miguel y luego se pasan de una persona a otra como un chisme caliente.

Por lo general, los resfriados no son algo por el cual debemos preocuparnos demasiado, sin embargo síntomas persistentes pueden ser un signo de problemas más serios tales como la bronquitis o la sinusitis. De todos modos, el resfriado común normalmente seguirá su curso en un período de 7 a 14 días. Los remedios naturales en este capítulo, usados con la aprobación de su médico, pueden ayudar a prevenir un resfriado o aliviar sus síntomas, de acuerdo con algunos profesionales de salud.

Consulte al médico cuando...

- **Tenga problemas para tragar.**
- **No tenga apetito.**
- **Despida grandes cantidades de esputo al toser.**

- **Su esputo tenga sangre o sea de color verdoso.**

- **Experimente dificultad para respirar y falta de aire.**

- **Tenga ardor y un dolor agudo en los oídos, los senos y el pecho.**

- **Tenga fiebre muy alta (más de 103°F/40°C) o fiebre moderadamente alta (más de 101°F/ 39°C) que dure más de tres días. Los niños con fiebre alta deben ver al médico dentro de las 24 horas de detectados los síntomas.**

Alimentos

La toronja (pomelo) es un alimento muy bueno para combatir el resfriado, dice Paul Yanick, Ph.D., investigador científico en Milford, Pensilvania. Una razón por esto es que la toronja tiene un alto contenido de la vitamina C, de acuerdo con el Dr. Yanick. Una razón menos conocida por la cual la toronja es buena para los resfriados es que ésta ayuda a desintoxicar el hígado. "El hígado está a la línea frontal del sistema inmunológico, y cuando la inmunidad está impedida, usted necesita algo que es alcalino y no ácido para desintoxicarla", dice. Todas las frutas cítricas se vuelven alcalinas cuando se metabolizan en el cuerpo, explica, pero las naranjas y otras frutas cítricas son demasiado dulces para promover un drenaje apropiado del hígado. Por todo lo anterior, usted obtiene una mejor desintoxicación con las toronjas. Él recomienda comer una o más toronjas y la pulpa blanca amarga todos los días para prevenir resfriados y fortalecer el sistema inmunológico.

Aromaterapia

Al primer síntoma de resfriado, el consultor de aromaterapia de Los Ángeles, John Steele, enciende su difusor aromático. "Perfumar una habitación con los aromas apropiados puede aliviar los síntomas de un resfriado", dice Steele. Él prefiere esencias exóticas tales como *ravensare* y *niaouli* ... propiedades naturales contra virus e infecciones. Dado que ... en aromas fuertes y levemente medicinales, Steele gene-... cla con un aceite de aroma más dulce como palisandro, ..., o pino, todos con un efecto antiséptico. "Lo más ... pezar a usarlos tan pronto como empiece a sentir los síntomas", dice él. "En mi experiencia, hay un período muy corto durante el cual usted puede eliminar un resfriado antes de que empiece."

Para información sobre cómo preparar y administrar aceites esenciales, y precauciones sobre su uso, vea la página 25. Para información sobre la compra de aceites esenciales, consulte la lista de tiendas en la página 173.

Hierbas

El ajo puede prevenir resfriados (catarros) y ayudar a reducir los síntomas porque contiene un antibiótico potente llamado alicina, el cual es segregado cuando se pican, mastican o trituran los dientes de ajo, dice Varro E. Tyler, Ph.D., profesor de farmacognosia (el estudio de los fármacos derivados de fuentes naturales) en la Universidad de Purdue en West Lafayette, Indiana. Usted puede agregar ajo crudo a las comidas como una medida preventiva, dice el Dr. Tyler, o puede comprar suplementos de ajo, que se pueden adquirir en la mayoría de las tiendas de productos naturales (y en muchas farmacias también). Él dice que la mejor forma suplemental es la de cápsulas cubiertas con una capa entérica *(enteric coated),* que son más fáciles de ser absorbidas por el cuerpo. Él recomienda que se sigan las instrucciones sobre las dosis que están en la etiqueta; una dosis típica es 300 miligramos al día por el tiempo que duren los síntomas, agrega.

Homeopatía

Si tiene una congestión de los senos, una secreción nasal gruesa y verdosa, sensibilidad al tacto y dolor en los pómulos o en el puente de la nariz, pruebe una dosis de 30C de *Kali bichromicum* una o dos veces al día hasta que se sienta mejor, dice Judyth Reichenberg-Ullman, N.D., médica naturópata en Edmonds, Washington. Si usted tiene calor, se siente mejor en el aire fresco, no tiene sed y está más emocionado de lo normal, pruebe una dosis de 30C de *Pulsatilla* una o dos veces al día. Si tiene un resfriado de pecho con tos, está irritable y tiene mucha sed, y si sus senos frontales se sienten fríos y húmedos, la doctora recomienda una dosis de 30C de *Bryonia* tres veces al día. Por otra parte, si se siente cansado, ansioso, irritable y con escalofríos, y si tiene mucha sed y una secreción nasal acuosa, ella reco-mienda una dosis de 30C de *Arsenicum* una o dos veces al día.

Todos estos remedios homeopáticos se pueden adquirir en muchas tiendas de productos naturales. Para comprar remedios homeopáticos por correspondencia, consulte la lista de tiendas en la página 173.

Jugos

"El jugo fresco de piña (ananá) es maravilloso para los resfriados (catarros)", dice Eve Campanelli, Ph.D., médica holística de medicina familiar en Beverly Hills, California. "Es menos alergénico que el cítrico y menos ácido en el estómago, y en realidad contiene más vitamina C. También elimina mejor la mucosa." Para tratar un resfriado, ella recomienda beber de 4 a 6 onzas (120 a 180 ml) de jugo (diluido con la misma cantidad de agua) al menos cuatro veces al día.

Para información sobre técnicas de hacer jugos, vea la página 50.

Vitaminas y minerales

Una persona con un resfriado (catarro) puede usar los siguientes suplementos vitamínicos, minerales y de hierbas para ayudar a acortar la duración del resfriado y reducir la severidad de los síntomas, dice el Dr. David Edelberg, internista y director médico del Centro Holístico Estadounidense en Chicago: 50,000 unidades internacionales de la vitamina A tres veces al día durante no más de cinco días; 2,000 miligramos de la vitamina C tres veces al día durante no más de cinco días; dos cápsulas de ajo tres veces al día; dos cápsulas de equinacia (equiseto) tres veces al día (o, como tintura, 15 gotas cuatro veces al día); y 15 gotas de tintura de *lomatium* tres veces al día. Para el dolor de garganta, el Dr. Edelberg sugiere probar una tableta de cinc disuelta en la boca cada dos o tres horas o como resulte necesario.

Los suplementos de ajo, la equinacia (en cápsulas y en forma de tintura), la tintura de *lomatium* y el aceite de eucalipto se pueden adquirir en la mayoría de las tiendas de productos naturales.

SOBREPESO

Unos pastelitos por aquí, unos tamales por allá, tal vez unas masitas de puerco o una pizza en el medio de todo eso. Usted come normalmente, no es un comelón y además lleva una vida activa, ¿verdad? No obstante, sin que nos demos cuenta, las calorías se van acumulando y muchas veces vienen a parar en nuestras barrigas, muslos y asentaderas, seamos nosotros activos o no. Esta progresión sutil puede presentarnos uno de los problemas de salud más comunes: el sobrepeso.

A veces las personas aumentan de peso por razones médicas. Enfermedades del sistema endocrino o problemas de metabolismo pueden hacer que usted almacene más grasa. Pero la mayoría de nosotros acumulamos kilos de más de la forma más antigua y tradicional: comiendo demasiado y no haciendo suficiente ejercicio.

El sobrepeso puede contribuir a varios problemas de salud, entre ellos la presión arterial alta, las cardiopatías, la diabetes, el dolor de espalda y en las articulaciones y una tendencia creciente a contraer enfermedades infecciosas. Pero bajar de peso puede ayudarlo a combatir éstas y otras afecciones como la osteoartritis. Los remedios naturales en este capítulo, usados con la aprobación de su médico, pueden ayudar a prevenir el sobrepeso y a bajar de peso, de acuerdo con algunos profesionales de salud.

Consulte al médico cuando...

- **Suba de peso repentinamente, especialmente después de empezar a tomar una nueva medicación.**

- **Note que está orinando más por la noche o tenga una historia de dolor de pecho o problemas de corazón.**

- **Suba de peso y desarrolle también insomnio o se sienta débil o deprimido.**

Alimentos

Coma más fibra, sugiere Rosemary Newman, R.N., Ph.D., dietista registrada y profesora de alimentos y nutrición en la Universidad de Montana en Bozeman, que ha estudiado la fibra y su relación con el colesterol desde los comienzos de los años 80. La fibra dietética llena mucho, entonces usted come menos, dice ella. Además, agrega, las comidas altas en fibra tienden a ser muy bajas en calorías y grasas, por lo tanto son excelentes para cualquier plan para bajar de peso.

La Dra. Newman recomienda no menos de 25 gramos de fibra al día. (La mayoría de las mujeres consume 11, y los hombres 18.) Ella dice que las frutas, los vegetales y los granos enteros en panes y cereales son buenas fuentes de fibra. La fibra soluble, que actúa para bajar el colesterol, está presente en la cebada, la avena y las legumbres como los frijoles (habichuelas) secos, dice.

Relajamiento y meditación

Lawrence LeShan, Ph.D., sugiere elegir una palabra como "hambre", "dieta", "gordo" o el nombre de su golosina favorita (como "chocolate" o "torta") como *mantra*, que es una palabra para repetir una y otra vez. Él recomienda concentrar la mente en esa palabra hasta que se forme una asociación. Entonces si usted elije la palabra "hambre", por ejemplo, la primera asociación que le viene a la cabeza puede ser "lleno". Piense en la conexión entre las dos palabras por cinco o seis segundos, dice el Dr. LeShan, pero no trate de encontrarle sentido emocional a la conexión o de lograr ningún pensamiento más profundo. Las ideas o los pensamientos de verdad se pueden explorar después de la meditación, explica. Luego vuelva a su *mantra* y espere la siguiente asociación. El Dr. LeShan sugiere hacer esto 15 minutos al día, cinco veces por semana, por al menos seis semanas. Lo puede ayudar a entender y controlar sus hábitos de comida.

ÚLCERAS

Aunque dolorosas, las úlceras solían ser pequeñas insignias de honor. Si usted trabajaba mucho y fuertemente, le salían estos pequeños agujeros en el estómago o en el revestimiento del intestino. Esto probaba que usted era incansable y exitoso.

Pero esto ya no es así. Los investigadores han descubierto que el estrés y el éxito no son necesariamente los causantes de las úlceras. En muchos casos, el culpable es una bacteria llamada *Helicobacter pylori*, que cualquiera puede tener, independientemente de su trabajo. Beber café, tomar demasiada aspirina, fumar y tener una dieta mala puede empeorar las cosas aún más.

Las úlceras se forman cuando el revestimiento mucoso del estómago pierde su capacidad para repeler ácidos estomacales. En cambio, los ácidos, que digieren los alimentos, empiezan a digerir su estómago. Ésta es una úlcera gástrica. Si la úlcera se forma en la parte superior del intestino delgado, es una úlcera duodenal. Los remedios naturales en este capítulo —en conjunción con cuidado médico y usados con la aprobación de su doctor— pueden ayudar a prevenir o aliviar una úlcera, de acuerdo con algunos profesionales de salud.

Consulte al médico cuando...

- **Sienta ardor y dolor en la boca del estómago.**

- **Tenga dolor que desaparece después de comer y reaparece dos o tres horas más tarde.**

- **No tenga dolor pero escupa una materia parecida a granos de café o tenga movimientos de intestino oscuros y tardíos.**

Alimentos

Coma más repollo, dice Allan Magaziner, D.O., especialista en medicina nutritiva y presidente del Centro Médico Magaziner en Cherry Hill, Neuva Jersey. "El repollo contiene mucha glutamina, un aminoácido que ha demostrado poder curar úlceras." Su recomendación: tenga por lo menos una porción saludable de repollo al vapor todos los días por dos semanas.

Homeopatía

Arsenicum album puede ayudar con el dolor ardiente y la ansiedad que frecuentemente acompañan una úlcera. Tome tres cápsulas de 30X o 30C cuando los síntomas son agudos", dice la Dra. Priscilla Skerry, una naturópata en Portland, Maine. "Puede repetir esta dosis en media hora, pero si los síntomas no se alivian dentro de una hora, deje de usarlos porque no es el remedio apropiado.

Vitaminas y minerales

Use la dieta de sensibilidad a las comidas (vea "Sensibilidad a las comidas: Comidas 'sanas' que enferman" en la página 22) para eliminar cualquier alimento que pueda jugar un papel en la causa del problema, dice el Dr. David Edelberg, internista y director médico del Centro Holístico Estadounidense en Chicago. Él también sugiere eliminar de su dieta el azúcar, la cafeína y el alcohol y dejar de fumar.

Una persona que ya ha desarrollado una úlcera puede usar el siguiente régimen suplementario para ayudar a controlar los síntomas, agrega el Dr.

Edelberg: 10,000 unidades internacionales (*IU* por sus siglas en inglés) de la vitamina A al día; 50 miligramos de vitaminas de complejo B al día; 1,000 miligramos de la vitamina C al día (use la forma amortiguada); 400 IU de la vitamina E al día; 500 miligramos de glutamina tres veces al día; una cápsula de aceite de arroz de salvado (también conocido como *gamma oryzanol* o *rice bran oil*) tres veces al día; dos tabletas de 380 miligramos de regaliz (orozuz) desglicirrinado cuatro veces al día —entre comidas y a la hora de dormir— por un mes; y 30 miligramos de cinc picolinato al día durante un mes. Estos suplementos dietéticos, solos o en combinación, se pueden adquirir en la mayoría de las tiendas de productos naturales, de acuerdo con el Dr. Edelberg.

VAGINITIS

No hace falta demasiado para romper el equilibrio natural del cuerpo, especialmente en un área sensible como la vagina de una mujer. Se puede irritar por una variedad de razones, entre ellas infecciones, tampones, condones, antibióticos, desodorantes en aerosol, duchas, espermas y hasta fluctuaciones en los niveles de estrógeno.

Cuando eso ocurre, el resultado es vaginitis, una inflamación del área vaginal. La afección está marcada por dolor y picazón y a veces por secreción vaginal inusual.

Los médicos generalmente recetan medicinas para combatir la vaginitis. Si tiene medicamentos, asegúrese de tomárselos todos, porque si no lo hace, la infección puede volver. Los remedios naturales en este capítulo —en conjunción con cuidado médico y usados con la aprobación de su doctor— pueden ayudar a aliviar los síntomas de vaginitis y acelerar su curación, de acuerdo con algunos profesionales de salud.

Consulte al médico cuando...

- **Tenga un dolor profundo en la pelvis o glándulas hinchadas en el área de la ingle y fiebre de más de 101°F (38°C).**

- **Tenga heridas abiertas en el área vaginal, aunque no duelan.**

Alimentos

Aunque la vaginitis puede ser causada por una variedad de razones, con frecuencia ocurre como consecuencia de un crecimiento excesivo de hongos y cierto tipo de bacterias anormales, dice el Dr. Elson Haas, director del Centro de Medicina Preventiva de Marín en San Rafael, California. De acuerdo con el Dr. Haas, el yogur, que contiene culturas vivas, ha demostrado reducir las bacterias y el crecimiento excesivo de fermento. Él recomienda tomar una o dos tazas de yogur al día durante tres o cuatro días. También recomienda evitar productos fermentados como los productos horneados, el alcohol y el vinagre. Para vaginitis recurrentes relacionadas con fermento excesivo, él sugiere su dieta de desintoxicación de tres semanas (vea "Cómo desintoxicarse" en la página 18).

Homeopatía

Si tiene una secreción que arde, es cremosa y amarilla o verde, empeora por la noche y después de comer y puede estar acompañada de escalofríos por períodos irregulares o falta de períodos, pruebe una dosis de 6X de *Pulsatilla* tres veces al día o una dosis de 30C una o dos veces al día hasta que empiece a sentirse mejor, dice la Dra. Cynthia Mervis Watson, médica de medicina familiar en Santa Mónica, California, especializada en terapias de hierbas y la homeopatía. Dice que una dosis similar de *Sepia* ayudará si usted tiene dolor durante las relaciones sexuales y una secreción verde o amarilla que arde.

Para una secreción vaginal que arde y causa sarpullidos en la piel que empeoran con un baño, el calor o cuando bebe alcohol, y si usted es propensa a tener sarpullidos en la piel, la Dra. Watson recomienda probar una dosis de 6X de *Sulphur* tres veces al día o una dosis de 30C una o dos veces al día. Si la vulva está hinchada y arde y pica y tiene una secreción amarilla corrosiva y acre que empeora entre los períodos, ella sugiere la misma dosis de *Kreosote*.

Una dosis de 6X de *Graphites* tres veces al día ayudará si usted tiene una secreción blanca, pálida, fina, profusa e irritante que ocurre esporádicamente y que puede ser peor por la mañana o cuando camina, según la Dra. Watson. Si usted tiene una secreción verde y con sangre acompañada de un sentimiento como si su piel estuviera en carne viva que parece peor después de orinar pero mejora después de un lavado con agua fría, tome una dosis de 6X de *Mercurius* tres veces al día o una dosis de 30C una o dos veces al día, dice.

Todos estos remedios están disponibles en muchas tiendas de productos naturales. Para comprar remedios homeopáticos por correspondencia, consulte la lista de tiendas en la página 173.

Hierbas

Pruebe una pomada (ungüento) de corazoncillo (hipérico) o de caléndula para aliviar la picazón e irritación que causa la vaginitis, dice la herbolaria Rosemary Gladstar, de Barre, Vermont. Estos productos se venden en la mayoría de las tiendas de productos naturales, y Gladstar sugiere seguir las instrucciones de aplicación que figuran en la etiqueta.

Aviva Romm, una herbolaria de Bloomfield Hills, Michigan, recomienda los enjuagues herbarios porque "son calmantes, balsámicos y antimicrobianos".

Para preparar el enjuague herbario de Romm, mezcle partes iguales de caléndula seca, hojas de milenrama (alcaina, milhojas), lavanda, y raíz de consuelda. Ponga 2 onzas (56 g) de la mezcla en una olla con una capacidad de 2 cuartos de galón (4 l) y échele 2 cuartos de galón de agua hirviendo. Cúbrelo y déjelo en infusión durante 30 minutos. Deje que el enjuague se enfríe hasta que esté tibio y cuélelo. Agrega 4 onzas (120 ml) del enjuague a una botella perineal (una botellita de plástico diseñado para lavar el área genital exterior que se consigue en tiendas de productos médicos y en algunas farmacias) y eche un chorro del enjuague sobre su área vaginal después de que orine, sugiere Romm. Repita esto varias veces al día hasta se use todo el enjuague.

La caléndula alivia la inflamación y, como la lavanda, es antimicrobiano. La raíz de consuelda alivia también y contiene alantoína, que fomenta el crecimiento de células y ayuda a sanar cualquier fisura o irritación que haya. El milenrama, que es un astringente, calma la inflamación y tonifica los tejidos.

ILUSTRACIONES
Y RECURSOS

MOVIMIENTOS DE MASAJE SUECO

Effleurage. Use las palmas de las manos o las yemas de los dedos para tocar suavemente cualquier parte del cuerpo que esté masajeando. Use movimientos largos y deslizantes con presión suave y siempre masajee hacia el corazón. Por ejemplo, si usa esta técnica en las piernas, masajee hacia arriba desde los tobillos, tal como se muestra. En los brazos, masajee desde la muñeca hacia el hombro.

Petrissage. Agarre suavemente el músculo que quiera masajear y coloque el dedo pulgar a un lado del músculo y los otros dedos al otro lado. Suavemente levante el músculo del hue amáselo y apriételo. Luego deje escapa el músculo de los dedos. Entonces lo puede agarrar con la otra mano. Recorra por el músculo hacia arriba o hacia abajo al mover la mano 1 a 2 pulgadas (2.5 a 5 cm) después de masajear cada sección del músculo.

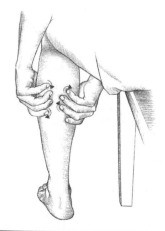

Fricción. Use las yemas de los dedos y los pulgares para hacer movimientos pequeños y circulares en el músculo que quiera masajear. No se deslizan las yemas sobre la piel, sino que se quedan fijas y masajean por la piel para llegar al músculo que está debajo de ésta. Varíe la presión, empezando con presión ligera y auméntela después de uno a dos minutos. Para los músculos más grandes como el muslo o la espalda, use la palma o la base (el pulpejo) de la mano. De nuevo, haga movimientos circulares y varíe la presión.

(continúa)

MOVIMIENTOS DE MASAJE SUECO —Continuación—

Tapotement. Golpee ligeramente o dé palmadas cortantes y vigorosas en el músculo que quiera masajear, usando las yemas de los dedos, el costado de las manos, las palmas ahuecadas o los puños levemente cerrados. Haga movimientos cortos, ligeros y rápidos, como si estuviera tocando un bongó. Debe sentirse más como un contacto rítmico y rápido que como un golpe de karate.

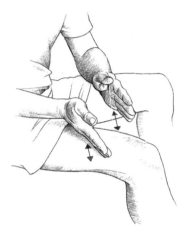

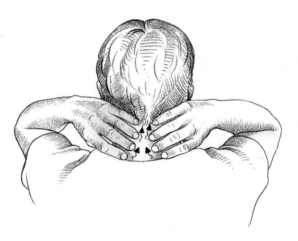

Vibración. Coloque una o ambas manos en el músculo que quiera masajear, con los dedos extendidos. Presione hacia abajo firmemente y use todo el brazo para transmitir un movimiento tembloroso por varios segundos. Mueva las manos continuamente o levántelas y córralas unos centímetros. Repita hasta que haya cubierto el músculo entero. Para una versión más suave, use las yemas de los dedos y presione hacia abajo más suavemente, tal como se muestra.

MASAJES PARA DOLORES DE CABEZA

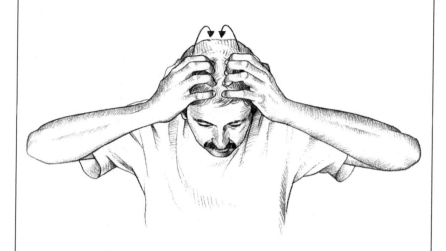

Párese o siéntese cómodamente. Coloque los dedos en la cabeza, tal como se muestra, con las manos enfrentándose. Empezando en el medio del cuero cabelludo, en el nacimiento del cabello, aplique con las yemas de los dedos una presión entre mediana y fuerte. Lentamente dirija las yemas de los dedos hacia la parte posterior de la cabeza, manteniendo la presión, hasta alcanzar la base del cráneo. Libere y vuelva con los dedos a la línea del cabello. Baje los dedos aproximadamente de ¼ a ½ pulgada (.625 a 1.25 cm) por ambos lados de la cabeza hacia la base del cráneo y repita el procedimiento. Haga esto hasta que haya cubierto completamente la parte superior de la cabeza. Si detecta un área tierna, deje de mover los dedos y concéntrese en esa área por unos segundos más. Puede volver a ese zona en cualquier momento si todavía le duele. Siga haciendo el masaje por uno o dos minutos.

HELLERWORK

Antes de empezar esta rutina, párese con los pies separados a una distancia similar al ancho de la espalda. Levante los hombros lentamente como si estuviera encogiéndolos y luego bájelos. Encójase de hombros otra vez y luego muévalos hacia adelante. Esto ayuda a desentumecer las articulaciones del hombro en preparación para los masajes a continuación.

1. Párese con los pies separados a una distancia similar al ancho de la espalda. Haga un puño con la mano izquierda y colóquelo justo debajo de la clavícula derecha, tal como se muestra. (Si tiene dificultad para hacer un puño, use las yemas de los dedos.) Empuje suavemente en el músculo con el puño. Luego deslice el puño lentamente desde debajo de la clavícula hacia el hombro. Mientras mueve el puño, corra el hombro derecho un poco hacia atrás. Deténgase cuando el puño alcance el extremo de la articulación del hombro. Repita tres veces, moviendo el puño cada vez un poco más abajo en el pecho. Luego repita usando el puño derecho en el hombro izquierdo. Éste, junto con los próximos dos ejercicios, desentumece los músculos en la parte frontal del pecho y en el cuello y le permite a los hombros deslizarse hacia atrás.

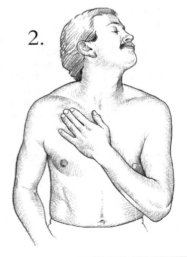

2. Coloque las yemas de los dedos de la mano izquierda debajo de la clavícula derecha, tal como se muestra. Jale ligeramente hacia abajo. Ahora incline la cabeza hacia atrás lentamente. Mueva la mandíbula inferior hacia afuera y adelante y mueva la cabeza lentamente hacia la izquierda. Repita. Sacuda el brazo derecho para desentumecerlo. Repita esto con las yemas de los dedos de la mano derecha debajo de la clavícula izquierda, moviendo la cabeza lentamente hacia la derecha.

Apriete suavemente el músculo del pectoral derecho con la mano izquierda, tal como se muestra. Levante y estire el brazo derecho hacia el costado, y luego sobre la cabeza. Sosténgalo por algunos segundos y sienta el estiramiento a lo largo de la parte superior del pecho. Repita y sacuda luego el brazo derecho para aflojarlo. Repita con la mano derecha y el brazo izquierdo.

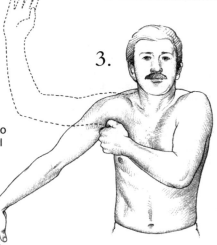

3.

4.

Inclínese un poco hacia adelante a la altura de la cintura. Alcance la parte de abajo de las costillas en el lado derecho con los dedos de ambas manos. Respire profundamente mientras endereza la cintura y tire en la parte de las costillas. Sostenga por algunos segundos, libere y repita. Luego repita tirando en la parte inferior de las costillas de la izquierda. Este ejercicio expande la zona de las costillas y aumenta el potencial de respiración.

Haga un puño con la mano derecha. Colóquelo debajo de la oreja derecha, tal como se muestra. Aplique presión suave y luego mueva la cabeza lentamente hacia la izquierda. Sostenga el puño firmemente de manera que corra a lo largo de los músculos del cuello mientras mueve la cabeza. Repita tres veces, bajando el puño aproximadamente 1 pulgada (2.5 cm) cada vez. Sacuda el brazo y rote los hombros cuando termine. Luego repita con el puño izquierdo debajo de la oreja izquierda doblando la cabeza hacia la derecha. Esto alarga el cuello y le permite a los hombros bajar.

5.

(continúa)

HELLERWORK —Continuación

Coloque las yemas de los dedos en el mentón, tal como se muestra. Los dedos meñiques de ambas manos deben tocarse. Presione firmemente en los huesos de la mandíbula. Separe las manos lentamente siguiendo el hueso de la mandíbula hacia las orejas. Repita. Esto reduce el tamaño y la tensión de la mandíbula.

6.

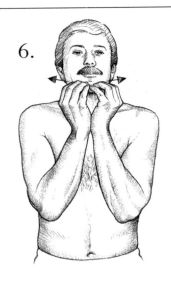

7.

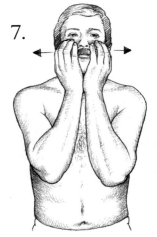

Presione con las yemas de los dedos firmemente debajo de los pómulos. Los dedos meñiques deben estar contra los lados de la nariz. Ahora mueva lentamente las manos hacia las orejas, siguiendo el borde del hueso. Repita. Esto levanta y alarga los músculos y el tejido alrededor de los pómulos.

8.

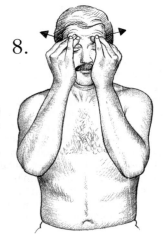

Con las yemas de los dedos, presione firmemente en el hueso justo arriba de las cejas. Mientras presiona, levante la piel y el músculo. Ahora mueva las manos hacia los bordes de la cara, manteniendo una presión firme. Repita. Esto reduce las arrugas entre los ojos.

TRUCO DE TOALLA PARA DOLORES DE CABEZA

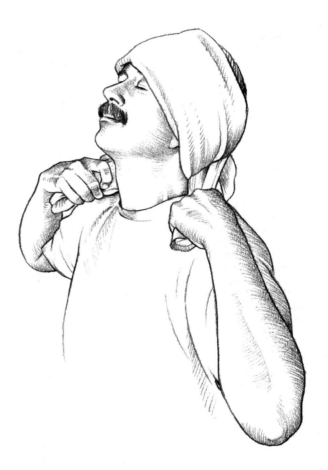

Doble una toalla de baño a lo largo en tres partes. Sentado cómodamente, extienda el medio de la toalla en la frente y cruce los extremos detrás de la cabeza, en la base del cráneo. Tire de las puntas de la toalla ajustadamente de manera que pueda sentir la presión en la frente. Exhalando mientras cuenta hasta cinco, incline la cabeza hacia atrás. Mantenga la presión constante. Sostenga durante 10 a 30 segundos. Repita una o dos veces si es necesario.

RELAJAMIENTO BASADO EN ESTIRAMIENTO

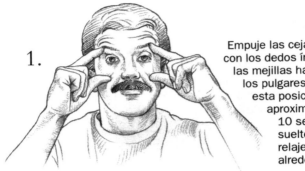

1. Empuje las cejas hacia arriba con los dedos índice y empuje las mejillas hacia abajo con los pulgares. Mantenga esta posición durante aproximadamente 10 segundos. Luego suelte y deje que relajen los músculos alrededor de los ojos.

Después de un minuto de relajamiento, deje caer la cabeza lentamente hacia el hombro durante unos diez segundos. Luego deje caer la cabeza lentamente sobre el hombro izquierdo durante otros diez segundos. Asegúrese de no levantar el mentón para evitar una extensión excesiva de los músculos de la cabeza y el cuello.

2.

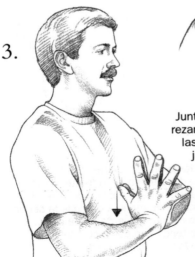

3.

Junte las manos como si estuviera rezando. Luego, mientras mantiene las yemas de los dedos y las palmas juntas, extienda los dedos como si estuviera creando un abanico. Mueva los pulgares hacia abajo por la línea media del cuerpo hasta que sienta un estiramiento suave en la parte baja de los brazos. Mantenga esta posición durante unos diez segundos, y luego relájese.

Entrelace los dedos y levante las manos sobre la cabeza, como se muestra en la ilustración (4a). Enderece los codos y gire las palmas de las manos hacia afuera (4b). Luego mueva los brazos hacia atrás por sobre la cabeza hasta que sienta resistencia (4c). Mantenga esta posición por aproximadamente diez segundos, luego suelte las manos rápidamente y deje descansar los brazos a los costados por un minuto.

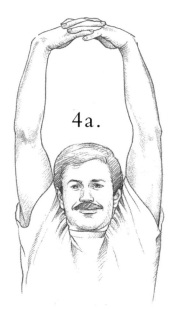

4a.

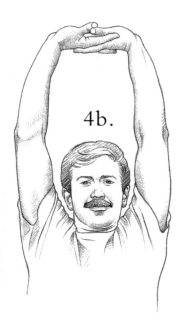

4b.

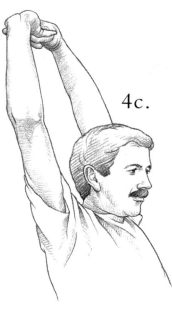

4c.

GLOSARIO

Nota del editor: Para que les sea más fácil conseguir los productos naturales mencionados en este libro, hemos incluido este glosario, el cual abarca hierbas y otros productos naturales. Para las hierbas, hemos incluido sus sinónimos en español y sus nombres en inglés y latín.

Agracejo
Sinónimos: berberis. En inglés: *barberry*. En latín: *Berberis vulgaris*.

Agripalma
En inglés: *motherwort*. En latín: *Leonurus cardiaca*.

Ajenjo
Sinónimos: estafiate. En inglés: *wormwood*. En latín: *Artemisia annua*.

Áloe vera
Sinónimos: acíbar, atimorreal, sábila, zábila. En inglés: *aloe*. En latín: *Aloe vera*.

Arándano agrio
Sinónimo: arándano rojo. En inglés: *cranberry*. En latín: *Vaccinium macrocarpon*.

Aspartate de magnesio
En inglés: *magnesium aspartate*.

Bardana
Sinónimo: cadillo. En inglés: *burdock*. En latín: *Arctium lappa*.

Bergamota
En inglés: *bergamot*.

Betacaroteno
En inglés: *beta-carotene*.

Borraja
En inglés: *borrage*.

Calabaza
Sinónimos: ahuyama, zapallo. En inglés: *pumpkin*. En latín: *Cucurbita pepo*.

Canola
Sinónimo: semilla de colza. En latín: *Brassica*, varias especies.

Cardo de leche
Sinónimos: cardo de María. En inglés: *milk thistle*. En latín: *Silybum marianum*.

Carnitina
En inglés: *carnitine*.

Coenzima Q-10
En inglés: *coenzyme Q-10*.

Consuelda
En inglés: *comfrey*. En latín: *Symphytum officinale*.

Corazoncillo　Sinónimos: hipérico, planta de San Juan. En inglés: *Saint-John's-wort*. En latín: *Hypericum perforatum*.

Cromo　En inglés: *chromium*.

Cúrcuma　Sinonimo: azafrán de las Indias. En inglés: *turmeric*. En latín: *Curcuma longa*.

Efedra　Sinónimo: belcho. En inglés: ephedra. En latín: *Ephedra sinica*.

Enebro　Sinónimos: nebrina, tascate. En inglés: *juniper*. En latín: *Juniperus*, varias especies.

Equinacia　Sinónimos: equinácea, equiseto. En inglés: *echinacea*. En latín: *Echinacea*, varias especies.

Escutolaria　Sinónimo: scullcap. En inglés: *skullcap*. En latín: *Scutellaria lateriflora*.

Fárfara　Sinonimo: tusílago. En inglés: *coltsfoot*. En latín: *Tussilago fárfara*.

Fenogreco　Sinónimo: alholva. En inglés: *fenugreek*. En latín: *Trigonella foenum-graecum*.

Gaulteria　En inglés: *wintergreen*. En latín: *Gautheria procumbens*.

Gayuba　En inglés: *bearberry*. En latín: *Arctostaphylos uva ursi*.

Gordolobo　Sinónimo: verbasco. En inglés: *mullein*. En latín: *Verbascum thapsus*.

Haba　En inglés: *fava bean*. En latín: *Vicia faba*.

Hidraste　Sinónimos: Acónito americano, sello de oro, sello dorado. En inglés: *goldenseal*. En latín: *Hydrastis canadensis*.

Hierba gatera　Sinónimos: calamento, nébeda. En inglés: *catnip*. En latín: *Nepeta cataria*.

Lavanda　Sinónimos: alhucema, espliego. En inglés: *lavander*. En latín: *Lavandula*, varias especies.

Limoncillo　Sinónimo: hierba luisa. En inglés: *lemongrass*. En latín: *Cymbopogon*, varias especies.

Lino　En inglés: *flax*. En latín: *Linum usitatissimum*.

Llantén	En inglés: *plantain*. En latín: *Plantago major*.
Matricaria	Sinónimo: margaza. En inglés: *feverfew*. En latín: *Tanacetum parthenium*.
Milenrama	Sinónimos: alcaina, milhojas, real de oro. En inglés: *yarrow*. En latín: *Achillea milefolium*.
Millo	Sinónimo: mijo. En inglés: *millet*. Este grano se encuentra en tiendas de productos naturales.
Niacidamida	En inglés: *niacinamide*.
Palmera enana	Sinónimo: palmito de juncia. En inglés: *saw palmetto*. En latín: *Serenoa repens*.
Pasionaria	Sinónimos: hierba de la paloma, pasiflora. En inglés: *passion flower*. En latín: *Passiflora incarnata*.
Picolinato de cinc	En inglés: *zinc picolinate*.
Poleo americano	En inglés: *American pennyroyal*. En latín: *Hedeoma pulegioides*.
Prímula	Sinónimo: primavera. En inglés: *primrose*. En latín: *Primula veris*.
Prímula nocturna	Sinónimo: primavera nocturna. En inglés: *evening primrose*. En latín: *Oenothera biennis*.
Psyllium	En inglés: *psyllium*. En latín: *Plantago ovata*.
Quercetina	En inglés: *quercetin*.
Regaliz	Sinónimo: orozuz, palo dulce. En inglés: *licorice*. En latín: *Glycyrrhiza glabra*.
Regaliz desglicirrinado	En inglés: *deglycyrrhizinated licorice*.
Sanguinaria	En inglés: *bloodroot*. En latín: *Sanguinaria officinalis*.
Toronjil	Sinónimo: melisa. En inglés: *lemon balm*. En latín: *Melisa officinalis*.
Ulmaria	En inglés: *meadowsweet*. En latín: *Filipendula ulmaria*.
Valeriana	En inglés: *valerian*. En latín: *Valeriana officinalis*.

Tiendas de Productos Naturales

A continuación le ofrecemos una lista de tiendas que venden muchos de los productos mencionados en este libro. Hemos dividido la lista por estado, con el nombre completo de la tienda, su dirección, y un resumen de los productos que venden. Todas estas tiendas tienen por lo menos un empleado que habla español. Si usted no encuentra en esta lista una tienda que le quede cerca, tiene la opción de escribirle a muchas de estas tiendas para que le envíen los productos que desea.

Arizona

Yerbería San Francisco
5233 S. Central Avenue
Phoenix, AZ 85040

Aceites esenciales; remedios florales; libros sobre terapia de jugos y aromaterapia; vitaminas y minerales; hierbas. Envían pedidos a todos los Estados Unidos.

California

Cuevas Health Foods
429 S. Atlantic Boulevard
Los Angeles, CA 90022

Remedios florales; casetes de música de relajamiento; hierbas; vitaminas y minerales; libros sobre terapia floral, terapia de jugos, meditación, reflexología y yoga.

Centro Botánica Latina
312 E. 1st Street
Santa Ana, CA 92701

Remedios homeopáticos; aceites esenciales; remedios florales; hierbas, vitaminas y minerales; libros sobre homeopatía, dígitopuntura, aromaterapia, terapia floral, meditación, reflexología, y yoga. Envían pedidos a los Estados Unidos y Puerto Rico.

La Yerba Buena
4223 E. Tulare Avenue
Fresno, CA 93702

Remedios homeopáticos; aceites esenciales; remedios florales; exprimidores de jugo (jugueras); casetes de relajamiento; vitaminas y minerales; hierbas; libros sobre homeopatía, aromaterapia, terapia floral, yoga, meditación, reflexología, dígitopuntura e imaginería. Envían pedidos internacionalmente.

FLORIDA

Budget Pharmacy
3001 N.W. 7th Street
Miami, FL 33125

Remedios homeopáticos; aceites esenciales; remedios florales; hierbas; libros y folletos sobre homeopatía y aromaterapia; casetes de relajamiento; vitaminas y minerales. Envían pedidos internacionalmente.

MASSACHUSETTS

Centro de Nutrición y Terapias
1789 Washington Street
Boston, MA 02118

Remedios homeopáticos; aceites esenciales; esencias florales; libros sobre homeopatía, aromaterapia y dígitopuntura; casetes de relajamiento; hierbas. Envían pedidos internacionalmente.

NUEVA JERSEY

Revé Health Food Store
839 Elizabeth Avenue
Elizabeth, NJ 07201

Remedios homeopáticos; remedios florales; exprimidores de jugo (jugueras); casetes de música de relajamiento; vitaminas y minerales; hierbas; libros sobre homeopatía, meditación y dígitopuntura. Envían pedidos por todos los Estados Unidos.

NUEVA YORK

Vida Natural
62 Clinton Street
New York, NY 10002

Remedios homeopáticos; remedios florales; vitaminas y minerales; hierbas; libros sobre homeopatía, reflexología, y dígitopuntura. Envían pedidos internacionalmente.

PENSILVANIA

Haussmann's Pharmacy
534 W. Girard Avenue
Philadelphia, PA 19123

Remedios homeopáticos; aceites esenciales; remedios florales; exprimidores de jugo (jugueras); vitaminas y minerales; hierbas; libros sobre homeopatía, aromaterapia, terapia floral, y hierbas.

PUERTO RICO

El Lucero de Puerto Rico
1154 Americo Miranda
San Juan, PR 00921

Hierbas; vitaminas y minerales; exprimidores de jugos (jugueras); casetes de música de relajamiento; libros sobre terapia de jugos, meditación, dígitopuntura y reflexología. Envían pedidos internacionalmente.

Centro Naturista Las Américas
634 Andalucía
Puerto Nuevo, PR 00920

Remedios homeopáticos; aceites esenciales; remedios florales; casetes de música de relajamiento; hierbas; vitaminas y minerales; libros sobre homeopatía, aromaterapia, dígitopuntura, reflexología, meditación y yoga. Envían pedidos internacionalmente.

Centro Natural Cayey
54 Muñoz Rivera
Cayey, PR 00737

Remedios homeopáticos; aceites esenciales; remedios florales; exprimidores de jugos (jugueras); casetes de música de relajamiento; vitaminas y minerales; hierbas; libros sobre homeopatía, aromaterapia, dígitopuntura, meditación, terapia floral, reflexología, y yoga. Envían pedidos internacionalmente.

TEJAS

Naturaleza, Nutrición y Salud
123 N. Marlborough Avenue
Dallas, TX 75208

Aceites esenciales; terapias florales; exprimidores de jugos (jugueras); casetes de relajamiento; hierbas. Envían pedidos internacionalmente.

Hector's Health Company
4317 N. 10th Street
McAllen, TX 78504

Remedios homeopáticos; aceites esenciales; remedios florales; casetes de relajamiento; vitaminas y minerales; hierbas; libros sobre homeopatía, aromaterapia, terapia floral, yoga, meditación, reflexología, y dígitopuntura. Envían pedidos en los Estados Unidos.

Yerbería La Azteca
811 E. Elizabeth Street
Brownsville, TX 78520

Remedios homeopáticos; casetes y CD de relajamiento; vitaminas y minerales; hierbas; libros sobre homeopatía, aromaterapia, yoga, meditación, dígitopuntura y reflexología. Envían pedidos a Puerto Rico y los Estados Unidos.

ÍNDICE DE TÉRMINOS

Las páginas subrayadas indican que el texto aparece en un recuadro. Las páginas en **negrita** se refieren a ilustraciones. Las páginas en *letra cursiva* se refieren a tablas.